JN163153

構音訓練に役立つ

音声表記・音素表記
記号の使い方ハンドブック

今村 亜子 著

協同医書出版社

まえがき
～ハンドブックができるまで～

このたび『構音訓練に役立つ 音声表記・音素表記 記号の使い方ハンドブック』という小冊を出させていただくことになりました。サブタイトルにあるように，これは構音訓練の記録を書くときの基本的な知識をまとめたものです。

筆者は，言語聴覚士（以下，ST）です。小児分野の療育の仕事が長く，構音障害も担当させていただいています。構音障害の研修や学習会に行くと，構音障害に対応しているSTのみなさんや，「きこえとことばの教室」など学校現場で構音障害のお子さんたちを担当されている先生方がたくさん参加され，熱心に，どのようなアプローチが相手の方のためによいのか探っておられます。そこでは，検査結果や問題点や改善経過など日々の記録を元にまとめたレポートが提出されます。音について書き留めた記述が多くあるのですが，音の記号を囲む[　]と/　/の書き方が，人によって異なっているように思われます。使い分けの目安をどうしていますかと尋ねると，実は迷いながら書いていますというお返事が戻ってきます。そして音声か音素か，というところの判断が難しいです，という声も多く聞きます。私たちが取り組む構音訓練では「出したい音」「出させたい音」という目標音があり，それに対して「実際に出てきた音」という実現音がありますから，記録には，このことを書く必要があります。

「これから出す音が音素で，実際に出した音が音声という区別ではないのですか？」

こういった目安で書き分けている方も少なくないようですが，みなさんはいかがでしょうか？ 音声学や音韻論を専門にされている方々は，こうした区別を聞くと，とても驚かれます。

出したか出さなかったかで音声と音素を区別するのは正しくはありませ

んから，その考えで書いた[　]や/　/の使い分けも，正しいとはいえません。そのように，構音訓練に携わる方々に伝えると，「目標音を/　/で囲むことがなぜいけないのですか？」と戸惑いの反応が返ってきます。

音声と音素の違いを理解して書き分けることは，簡単なようで実はとても難しいのです。構音訓練の記録の書き方についての問題提起は，音声学や音韻論の理解を深めるきっかけになるかもしれない，それは日々の臨床にきっと役に立つに違いない。大それたこととは思いましたが，ST 仲間や，学校の先生方，ST の養成校の学生さんたちにわかりやすく伝わるように情報を整理しようと決心しました。それがこのハンドブック作成の一番の動機です。

その思いが実現できた経緯についてお話しさせていただきます。構音訓練の記録に特化して，音声表記や音素表記に関すること，音声学と構音障害臨床との相違点，音韻論的な見方などを紹介できるような本の提案を，協同医書出版社の関川宏さんにお話ししたところ，専門書や学術書ということではなく，臨床の現場で日頃から疑問に思っていることに応える内容であるならと，受け止めて下さいました。記号の使い方にまつわる基本的な知識に加えて，実践的なレポートの例や，臨床に役立つエピソードなどを織り交ぜる案など，企画が固まっていきました。限定されたテーマであり，読み手の方も限られていることが予想されるにもかかわらず，企画を通して下さったのは，出版社の方々が，臨床の大海に出て手がかりを模索している若い ST のみなさんたちの指針となる内容になることを期待して下さっているからと理解し，私は襟を正す思いで文献・資料を集め，作業に取りかかりました。

意気揚々と船出したまではよかったのですが，それはまさに大海に小舟でこぎ出すようなものでした。立場が異なる文献に出会うたびに作業は難航し，執筆が進まず月日ばかりが流れていきました。ようやくできた草稿を，私がかつて九州大学で言語学を専攻していた頃に音声学，音韻論を教えて下さった恩師，早田輝洋先生（日本言語学会 顧問）に見ていただきました。早田先生は，研究，執筆等ご多忙にもかかわらず，ご指導を快諾して下さったのですが，私がお送りした草稿をごらんになってかなりお困りになったご様子でした。音声学や音韻論の常識から見て外れた記述があまりにも多かったからです。大事なことを伝えきれずにどっちつかずの表現をしてしまった私の責任でした。早田先生はそれでも，草稿にたくさんの訂正とアドバイスを返送して下さいました。その後も，私はずいぶんと恥ずかしい間違いを重ねましたが，早田先生は見放さずにお返事を下さいました。そのお手紙を頼りに見失いかけていた進路を再び見いだすことができ，かすかに対岸が見えてきました。早田先生の温かいひと言ひと言に励まされ終盤はもうなにがなんでも書き上げなくてはという思いで，岸にたどり着くことができました。

編集を担当して下さった関川さんは，1年以上にわたる長い期間，軌道が逸れそうになるたびに的確に合図を送って下さいました。こちらの迷走ぶりと多発するミスの山にずいぶんお手を煩わせてしまったにもかかわらず最後まで辛抱強くつきあって下さいました。言語学研究者の方々やSTの先輩方にもずいぶんと支えていただきました。中でも言語学を専門とする増田正彦さん（九州大学大学院 人文科学研究院 助教）には「異音」をはじめ細かなご教示を，高井岩生さん（九州大学大学院 人文科学研究院 専門研究員）には，音声置換の記述のアドバイスをしていただき，STの緒方祐子さんには，「共鳴」について教えていただきました。伝えたい願いを実現させて下さったすべての皆様に感謝しています。本書が日々の記録を書くときに少しでもお役に立てば幸いです。なお本書における誤りはすべて筆者の責任です。お気づきの点はどうかご教示下さい。真摯に受け止め再考し，次につなげたいと願っています。

2016年5月

今村 亜子

目次

まえがき ～ハンドブックができるまで～ …iii

序章 …… 1

第1章 Q&A …… 7

Q1 音声記号について教えて下さい …18
Q2 音声記号の精密表記について教えて下さい …18
Q3 構音障害臨床で観察された音声を記号で正確に書き写すことはできますか? …19
Q4 音声記号の簡略表記法（簡略音声表記）について教えて下さい …19
Q5 「簡略音声記号」について教えて下さい …20
Q6 日本語の母音「ア」を音声記号で [a] と書いていいですか? …21
Q7 うさぎの「ウ」の音声は，[ɯ] ですか? それとも [u] ですか? …22
Q8 国際音声記号（IPA）の子音の表には，日本語の語音が全部書かれていますか? …23
Q9 「シ」という音節の子音を，[ʃ] で書いているのもよく見かけます。[ɕ] という記号と同じですか? …25
Q10 音声を仮名文字（ひらがなやカタカナ）で書いてもいいですか? …25
Q11 音素表記について教えて下さい …26
Q12 音節とモーラ（拍）について教えて下さい …27
Q13 日本語の音素の数はいくつですか? …28
Q14 異音や相補分布について教えて下さい …29
Q15 音素の数を調べることができますか? できるとしたらどうやって調べるのですか? …30

Q16 「構音」と「調音」は同じですか? …31
Q17 音声学には,「歪み音」というとらえ方はありますか? …33
Q18 音声学には,「異常構音」というとらえ方はありますか? …34
Q19 異常構音の声門破裂音と,日本語の方言や外国語などにみられる声門破裂音 [ʔ] との違いを教えて下さい …34
Q20 「声門破裂音の訓練では二重構音に注意する」というのはどういうことですか? 音声学の「二重調音」との違いも教えて下さい …35
Q21 二重調音をする [w](有声・両唇軟口蓋・接近音)は,日本語の「ワ」の音ですか? …36
Q22 側音化構音は,「側面音」ですか? …37
Q23 口蓋化構音と音声学の「口蓋化」は同じですか? …37
Q24 鼻音,鼻音化,開鼻声の違いを教えて下さい …39
Q25 有声音を囁き声で話せば無声音になりますか? …40
Q26 音声記号は,実際に観察された音を記録するためのものですか? 構音訓練で目標にしている音を音声記号で書いてもいいですか? …42

第2章 こんなとき,どう書く? 現場で取り組む日々の記録 ……47

レポートA
「こんなとき,どう書く?」～構音訓練での音の書き方～ …54

(1) 母音,子音を表す記号－Vowel(母音)のV,Consonant(子音)のC /(2) 長さの表現 /(3) 大きさの表現 /(4) 記号の借用 インターデンタル(歯間)の構え 音声記号 [θ] /(5) 開口した「ン」/(6)「硬口蓋化」の補助記号 [ʲ] /(7) 出せている音節の母音を少しずつ変えて別の音節を導くときの過渡的な音 /(8) 誤りが起きる語の特定の位置を表記するには /(9) 日本語のラ行音 /(10) 舌出し母音 /(11) [m] 産出のために行うハミング /(12) [p] につながる口唇を閉じて頬を膨らませたあとに出す破裂音 /(13) [k][g] につながる「うがい」,「咳払い」/(14) スポットの位置 /(15) 通常の構音とは区別される歪み音 △ /(16) 共鳴の異常(鼻漏出)による子音の歪み /(17) 異常構音の書き方 /(18) 側音化構音 /(19) 口蓋化構音 /(20) 声門破裂音 /(21) 鼻咽腔構音 /(22) 咽頭摩擦音,咽頭破裂

音 ／(23) 特定の単音の誤りとは区別される誤りについて ／(24) 音位転換 (metathesis)，および音節の入れ替え ／(25) 同化 (assimilation) および異化 (dissimilation) ／(26) 音節の脱落 ／(27) 音の付加

レポートB

「こんなとき，どう書く?」～初回面接のケース報告を簡潔に書いてみよう～ …70

ケース報告(1) 摩擦操作の誤り① ／ **ケース報告(2)** 摩擦操作の誤り② ／ **ケース報告(3)** 摩擦操作の誤り③（省略に聞こえる例） ／ **ケース報告(4)** 構音点の前方への移動① ／ **ケース報告(5)** 構音点の前方への移動② ／ **ケース報告(6)** はじき音の誤り ／ **ケース報告(7)** 構音点の後方への移動 ／ **ケース報告(8)** 構音点のわずかなズレ① ／ **ケース報告(9)** 構音点のわずかなズレ②

レポートC

系統的構音訓練の各段階のまとめ方 …84

経過記録(1)「構音類似運動レベル」「単音レベル」「単音節レベル」の課題／ **経過記録(2)**「連続音節レベル」の課題（V+[ka]　CV+[ka]）／ **経過記録(3)** 後続母音をかえて他の単音節を作る課題 ／ **経過記録(4)**「単語レベル」の課題 ／ **経過記録(5)**「句・短文レベル」の課題 ／ **経過記録(6)**「文章レベル」「会話レベル」の課題

第3章 臨床に役立つ７つのエピソード ……93

エピソード1　ツグミちゃん　4歳児

聞き手×の指摘によって，本人○の音が実は×だったことに気づいた例 …101

エピソード2　鶯平くん　5歳児

聞き手×，本人○のズレについてつぶやいた例 …104

エピソード3　鳩子さん　小学4年生

聞き手○，本人×，および聞き手×，本人○という不一致を伝えた例 …107

エピソード4　トキくん　小学４年生
聞き手×，本人○だった音声について録音再生音声によって知覚した例 …110

エピソード5　千鶴さん　大学１年生
聞き手○の指摘に対し，本人×という戸惑いを示した例 …111

エピソード6　ツバサくん　小学５年生
聞き手○×，本人○×が一致する過程で，構音方法について自己表現した例 …113

エピソード7　ルリさん　小学１年生
聞き手○×を手がかりに鼻音：非鼻音を出し分けた例 …116

付録1　ミニマル・ペアを用意しよう …123

付録2　非語を活用して課題をつくろう …124

付録3　語末音節抽出課題の作り方 …128

付録4　自己産出音声に対する他者と自分の語音知覚の一致を確かめる課題の作り方 …130

索引 …134

IPA（国際音声記号）…136

序　章

本書は，構音訓練のさまざまな「音」を記録するときの書き方や伝え方について解説しています。「音」を書き留めることは構音訓練の日々の記録に欠かせないからです。書き分けた方がいいポイントはおさえながら，しかも，過剰な精密さにとらわれない程度の適度な幅があるような解説を心がけています。

構音障害の臨床では，なんらかの要因で目標となる音が適正に産出されない現象をしっかり観察し，その要因を考察します。そして，どうやったら可能な適正音が出せるのか考え，具体的な手立てを講じます。話しことばの明瞭度を上げて，異常度を下げることによって，伝わりやすい状態にすることが目標となります。周囲の人と音の出し方が多少違っているからといって，その方の生活に支障がないのであれば，あえて構音訓練を行う必要はないと思いますが，その方にあったアプローチによって，話しことばが相手に伝わりやすくなることも実際に多くあります。構音訓練を行う場合は，その方の出している音をよく観察して，目標となる音に近づくように働きかけるわけですが，こうした日々の臨床での立案・実施・評価（PLAN－DO－SEE）を記録するときに，さまざまな「音」を記述します。それから私たちは，受け持ちのケースを別の機関につなぐために紹介状や申し送りのレポートを書くことがあります。また，経験したことをまとめて，勉強会や学会などで報告することもあります。読み手のみなさんに伝わるように「音」を記述するのは大切なことです。

本書の作成に先立ち，ST 仲間や，「きこえとことばの教室」の先生方に対して，構音訓練の記録の書き方について，迷っていること，知りたいと思っていることなどアンケートや聞き取りで尋ねてまわり，情報を集めました。基本的な記号の使い方を理解したいということと，実際のレポートなどの書き方や伝え方を学びたいといった意見が多く寄せられました。そこで，できるだけそうした質問・意見に応える内容になるよう資料を集めました。

用語や概念についての質問の中には，すっきりと解説できるものもありましたが，複数の考え方があって簡単に答えることができない難しいものもありました。

そうした立場の違いなどを含めた解説をするために，3人の架空の人物に登場してもらい，随所で会話をしながら，問題解決していく形をとることにしました。1人は，構音訓練の記録の書き方について，あれこれ考え続けているSTのT先生です。山の庵に住んでいて，鳥の声を聞き，ウサギなど小動物を眺めながら暮らしています。そんなT先生のところに，基本的なことを学びたいという2人の人物，Aさん，Bさんが尋ねてくることにしました。この3人に，本書で伝えたいことの多くを託して語ってもらっています。本書は3つの章で構成されていますが，各章の本文に入る前に3人がいろいろな話をします。また解説の途中で，疑問に思ったことを質問し，そこでまた議論する場面もあります。音声や音素の研究にはいろいろな立場があり，一つの説明だけにすると，偏りそうな項目は特に，3人それぞれが課題意識を持つようなコメントにしました。

第1章は，構音障害に関連した「音」を記述するときの基礎知識を26項目のQ＆Aとしてまとめました。構音障害の学習をするときによく質問されることをたくさん取り入れました。音声学と構音障害の臨床で使われる用語の中には，同じ用語でも意味が違う場合がありますので，その違いについても解説しています。

それから，「音声」を表記することと「音素」を表記することの使い分けにつながるような設問も用意しました。特に「音素」については研究の変遷があり，主張の違いも多く私たちSTにとって理解しにくいところがあります。このハンドブックの目的は，記号の使い方や記録の書き方ですが，音素に言及するにあたっては，そもそも「音素」について知る必要があります。音素は単独で取り出すことができるものではなく，同じ体系の他の音素と相互対立したものだといいます。単音と似ているところもありますが，異なる概念です。構音障害だけでなく言語発達の遅れが見られる子どもたち，ディスレキシアの子どもたちを理解して支援を考えるためにも，「音素体系」「音韻処理」といった概念を理解する必要があります。STにとってしっかり学んでいきたい概念です。本書では，音韻論の専門的な考え方にまでは言及できていませんが，関連した話題を取り入れています。ぜひ興味を持って音韻論の扉をたたいていただきたいと思います。

第2章は「こんなときどう書く？ 現場で取り組む日々の記録」という内容です。3つのタイプのレポートを通して解説しています。まずレポートAは，構音訓練の場面特有の音を取り上げ，その書き方について解説しています。次のレポートBは，初回面接をした人がどのような結果だったのか，ケース会議で報告してそれを簡潔に書き取るという設定にしました。小児分野で，よく遭遇するタイプの構音障害を9つ，モデルケースとして挙げました。どのように書くことができるのか，それによって何がわかるのか，立案・実施・評価（PLAN－DO－SEE）の視点に立って解説しています。記録を元に，質疑応答することでアプローチポイントを見つけていく様子は，実際のケース検討と重なる場面として3人の会話という形で表現しました。最後のレポートCは，「系統的構音訓練の各段階のまとめ方」という内容です。構音訓練のスタートから終了までの大まかな流れをつかみ，その各段階で音をどのように書いていくか見ていきましょう。

第3章では，「臨床に役立つ7つのエピソード」を紹介しています。これらは，産出者本人が自分の音声をどのように語音として音韻処理しているのかについて考察する手がかりを与えてくれた発話エピソードです。エピソードを丁寧に分析することは，臨床推論（クリニカルリーズニング）につながります。臨床推論とは，「当該患者の疾病を明らかにし，解決しようとする際の思考過程や内容」のことです。音声学の知識に加え，音韻論的な知識を持つことで，構音障害の背景が解明され，手立ての発見につながり

ます。ケース会議など議論したり，自分の記録を見直しながら，次回のセッションを立案したりするなかで，この臨床推論の力が鍛えられていくように思います。構音訓練中にふとつぶやかれた発話エピソードを丁寧にみていくことがどれほど大切か，読み取って下さい。

付録として，訓練に使用できるミニマル・ペアの教材や，簡単な評価表の作り方などを載せていますのでぜひご活用下さい。

このように本書は，構音訓練で「音」を記録するときに，「音声表記」と「音素表記」の違いを理解して書き分けることを提案しています。もしも，今まであまり意識せずに両者を混在して使ってきたという方や，仮字文字ばかりで「音」を書いていたという方はぜひその違いを意識するようにして下さい。そうすることで，音声的誤り（Phonetic error）や，音韻的誤り（Phonemic error）という視点の違いが整理されると思います。それは，アプローチの引き出しを増やすことに役立ちます。

どうか，「記号」と上手につきあい，使い分けを意識しつつ，しかもとらわれすぎずに，日々の記録に取り組んで下さい。柔軟な発想で，相手の方に対する効果的なアプローチを見つけて下さい。音声学や音韻論に親しみ研究と臨床の間で対話が進むよう，一緒に学んでいきましょう。

第 1 章

Q&A

音声学，音韻論，そして構音障害臨床という 3 つの領域は，それぞれが関連し合っていますが，「音」に対するとらえ方に違いがあります。そのため，用いられる用語や記号が似ていても，違う使われ方をすることもあります。日々の構音障害の臨床を記録しようとして，ふと「あれ？ どう書くんだろう」と立ち止まるような素朴な疑問はありませんか？

とある山麓の小さな庵に住んでいる言語聴覚士（ST）の T 先生は，この問題について，あれこれ調べながら整理をしています。構音障害について尋ねてくる人とゆっくりじっくり話し合うことが好きな T 先生のもとに，構音障害を担当している仲間が訪ねてきました。

若い言語聴覚士の A さんと，ベテラン教師で「きこえとことばの教室」の担当となった B さんです。Q & A に入る前に，3 人の会話を聞いてみましょう。

Aさん こんにちは，T 先生。私は臨床 3 年目の言語聴覚士（以下，ST）です。構音障害を担当することが多く，検査や日々の記録で音について書くことがたくさんあります。

学生の頃，音声を表すときは記号を [ ] で，音素を表すときは記号を / / で囲むように，と習いました。そのときはわかったように思いましたが，でも，実際にどれを音声記号として書けばいいのかな，この記号は音素として書いていいのかなと悩むことがあります。もう一度，基本的なことから教えて下さい。

Bさん 私は，小学校の教師です。教員歴は 15 年です。今年度から，「きこえとことばの教室」を担当することになりました。「構音」の相談もたくさんあります。とにかく，構音障害の本を読んで勉強しながら対応しています。歴代の先生たちから受け継がれたノウハウもあり，教室には，教材もたくさんあります。悩んだときはすぐに教えてもらえる環境で助かっていますが，構音や言語発達の指導に取り組むには，私自身が，音声や音素についての知識をもっと深める必要があると感じています。音声学のテキストと構音障害のテキストでは，似ている用語が違う現象に用いられる場合もあって戸惑っています。すでに現場にいますので，明日会う子どもたちのために，すぐに役立つような実践的な勉強をしたいと思っています。

T先生 **わかりました。A さんの言った音声表記は [ ]，音素表記は / / という決まりごとは，いろいろな本に書かれています。私たちは，この決まりごとをもとにした使い分けについて，構音訓練の記録を書くときのために，一緒に考えていきましょう。実際に出た音は「音声」，目標音は「音素」というように分けている人も多いようです。**

Aさん え？ 私は，そうしていました。今から出す音，つまり目標音は，まだ実現していないから音素だと思って，/ / で囲んでいます。たとえば，「サ」が「タ」に置き換わっていたケースは，「目標音 /sa/ に対して，実現した音声が [ta]」と書いています。いかがですか？

T先生 Aさんは,「これから出そうとする音」のことを目標音と考え,それが音素と考えているのですね。音素は,目標音のことではありません。

Aさん 音素は,抽象的で頭の中にあるものと理解していたので,てっきり,これから出そうとする音のことだと思っていました。

T先生 では,Aさん。これから出そうとする目標音を音声記号で書いて,「目標音 [sa] が実際には [ta] になった」と書くのは,おかしいですか?

Aさん そういわれると,目標音を音声記号で書いてもおかしくないですね。「これから出そうとする音」が音素で,「実現した音」が音声という分け方のどこが問題ですか?

T先生 ある音素の音声的実現はこうなります,という表現は可能です。だからといって「音素とは,これから出そうとする音のことだ」ととらえてしまうのは問題です。「音素」か「音声」かの区別を,出す前か,出した後か,とするのは間違いです。

Aさん では,訓練などで「これから出そうとする音」は目標音と考えるところまではいいですか?

T先生 はい。日々の構音訓練では,目標音の設定をします。目標音は,その都度,出してもらおうとしている音です。でも,目標音は,音素ではありません。音素とは,「意味の区別に関わる言語の単位」のことです。音素を扱うのは音素論(音韻論)という分野です。意味の区別に関わるということが,音素の極めて重要な働きといえます。言い方を変えれば,音素は「意味を区別する働きのない音をひとまとめにしたもの」です。Aさんは,そもそもどうして目標音と音素が同じだと思ったのですか?

Aさん 私がこれまで,目標音と音素を同じように思い込んでいたのは,日本語の /s/ について,/s/ → [s]/_a,u,e,o　/s/ → [ç]/_i と書いてあるのを参考にしたからです。これは,左に音素,→の右に実現した音,スラッシュとアンダーバーで,どの音の前かという音環境を示しているのでしょう？

T先生 そうですね。ある音素が実現するときに，こうなります，といった規則を示しています。

Bさん T先生，確認してもいいですか？ それは，「サ，ス，セ，ソ」の子音は，[s] となって，「シ」の子音は [ɕ] となる，ということですか？

T先生 はい。日本語の音素 /s/ が実現するときに，後続母音が [i] 以外のときは [s] となり，後続母音が [i] のときは，[ɕ] になるということを示しています。

Bさん 実は「シ」を書くときに，ɕ と ʃ という記号もどちらを使えばいいのか，悩んでいました。

T先生 質問，ごもっともです。詳しくは，Q9 で取り上げますね。ここでは，歯茎硬口蓋摩擦音の記号 [ɕ] を用いたいと思います。

Bさん わかりました。どうぞ話を戻して下さい。

Aさん 私は，左側にある /　/ で囲んであるのが音素であり，これから出そうとしている目標音のことでもあると，そう思っていました。

T先生 なるほど。では A さん，ある子どもの構音検査で，「シ」が「チ」になっていたとしたらどう書いていますか？

Aさん そんなときは，/ɕi/ → [tɕi]，と書いています。

T先生 そうですか。/si/ → [tɕi] ではなく，/ɕi/ → [tɕi] と書くんですね。

Aさん はい，/si/ → [tɕi] だと，出したい音が「スィ」みたいじゃないですか。それより，日本語の「シ」に近い記号を使って /ɕi/ とした方がいいかなと思って書いています。

T先生 A さんは，目標音を音素と考えていたために，出したい音が「シ」であれば，その目標音として，/ɕi/ と書いたというわけですね。では，音素表記では記号を /　/ で囲むという決まりごとからいえば，ɕ も日本語の音素ということになりますか？

Aさん ɕ が日本語の音素かどうか，ということですか？ そういわれると，ɕ は，/s/ の音声的な現れ方の違いですね。

T先生 そうです。「異音」と考えられます。/　/で囲むのが日本語の音素であれば，「異音」として現れる音声は/　/で囲めないと思います。

Bさん T先生，また確認なのですが，その「異音」についても教えていただけますか？

T先生 はい。さきほど，Bさんが確認して下さったように，音素/s/は，いくつかの異なる音声，つまり[s]や[ɕ]で現れます。[ɕ]は，現れる条件が決まっています。こうした音声を「異音」といいます。詳しくは，**Q14**で取り上げています。

Bさん はい，だいたいわかりました。どうぞまた話を戻して下さい。

Aさん そうなると，ハ行に現れるɸも異音なので，/ɸ/と書けないということですか？

T先生 はい。

Bさん T先生。実は，どうも整理がつきません。では，/ʃ/という書き方もできないのですか？ 構音障害の本を読んでいると，/ʃ/と書いてあるのをたくさん見ます。

T先生 音素は個別言語によって数も種類も異なりますので，/ʃ/という音素をもつ言語もあります。海外の文献の翻訳書でも，/ʃ/などの記述がたくさんあります。音素としてもっている言語であれば，書いて当然です。ただ，私たちが構音訓練を行うときのほとんどの対象者は，日本語話者だと思われます。もちろん，方言もあります。場合によっては，日本語以外を母語にもつ方々を担当する機会もあるかもしれませんが，多くの場合，日本語の音素体系に基づいて行っていると思います。
日本語の音素はいくつか？ といった解説では，細かな数の違いはみられますが，子音，母音，半母音，特殊音素等々，認められているのは，だいたい二十数個です（**Q13**）。そこには/ʃ/は挙げられていませんし，/ɕ/，/ɸ/，/ɯ/なども，登場しません。

Aさん 今まで，/ɕi/や/ɸɯ/などと書いてあるのを見ても疑問に思わずに，私も「目標音/ɕi/」「目標音/ɸɯ/」と書いていました。T先生，訓練方法など音の出し方の解説の中で，/ʃ/，/ç/，/ɸ/，/ɯ/ と書いてあるのを見かけるのですが，どう考えたらいいのでしょう？

T先生 それらの多くは，「出させたい音」だったり，「調べたい音」という文脈のときに使っているようです。たとえば，/ɸ/ や /ɸɯ/ の練習方法，といった解説もあります。それらは「音声」レベルの「単音」や「単音節」と考えられるものが多いようです。

Aさん 「単音」や「単音節」だったら，私たちが整理しようとしている決まりごとからいえば，[ ]ですね。どうやら，私はずいぶんと拡大解釈していたように思います。/ /で囲んで表記されている本に，「日本語の音素として，/ɸ/ や /ç/ を認める」と書いてあったわけではありませんから。ましてや，「音素は目標音のこと」と解説されていたわけでもありません。「/ /で囲んであれば日本語の音素だ」と解釈したのは，私の思い込みです。

T先生 ST を目指す学生さんたちで，音素表記は記号を/ /で囲むという約束を習った人にとっては，/ç/，/ɸ/，/ɯ/ などの記載を見ると，A さんのように解釈するかもしれませんね。

Bさん やっぱり，そもそもの「音声とは」「音素とは」ということから，理解していきたいです。

T先生 わざわざ，こんな遠くまで来て下さって，「記号の使い分けの目安」について考えるのは，そのためだと思います。「拡大解釈」や「思い込み」をしていないか，話し合いましょう。そして，音声や音素について，整理していきましょう。音の記述にはさまざまな立場があると思いますので，私たちがここで検討している「使い分けの目安」は「たたき台」だと思って下さい。批判もしてもらいながら理解が深まるといいですね。対話が大切です。

使い方の目安は，以下のとおりとします。

①「音声表記は記号を[ ]で，音素表記は記号を/ /で囲む」とします。

②異音や，補助記号を使わないと表せないような音声変異について書く

場合は，音声の記述なので[　]で囲みます。

③構音訓練の記録で目標音を書く場合は，[　]を用います。

④文脈から判断して，音素についての記述である場合は，/　/で囲みます。

Bさん「文脈から判断して」というところが難しそうです。

T先生 はい。まずは，単音と音素の区別をしておかないと，文脈からの判断ができません。

Bさん では，単音と音素の違いを教えて下さい。

T先生「単音」は音声の最小単位であり，「音素」は意味の区別に関わる言語の単位です（Q11）。音素は，離散的単位だとされています。

Aさん 離散的？ バラバラということですか？

T先生 辞典を引用しておきましょう。「発話は〈離散的量〉である。なぜならそれは，互いにはっきりと区別できる単位で構成され，その単位が，要素数有限個のある体系の一部をなすからである。たとえば音素は，形態素を構成するもので〈離散的単位〉である」[1)]。私は恩師から，「音素が離散的単位だということさえわかれば，音素記号と音声記号を混同しないはず」と教えてもらいました。使い分けの判断となる大事な概念です。

Aさん ちょっと難しいですが，たしかに，離散的単位というのは，連続する音声とは違う概念ですね。

T先生「音声」という生理，物理学的存在物は，時間的に前後の音にも影響を与えます。そのため，時間軸に沿ったバラバラの単位に分割することはできません。

Bさん 音韻障害，発達性読み書き障害といった，音素体系の発達や音韻意識に関係があるとされる領域でサポートを必要としている子どもたちがいます。発達の観点からも「音素」について，もっと勉強したいです。

T先生 ぜひ，そうしていきましょう。音素は，細かい弁別的な特徴をもっています。ほんのわずかな特徴が意味の違いをもたらしていることを思うと本当に不思議だし，感動します。音韻論を研究している方々と対話や交流がすすめば，臨床につながるヒントが見つかると思います。

音素体系は，差異の体系といわれています。音素は，対立的で相互的なものというとらえ方です。

Aさん 差異の体系，ですか？

T先生 はい。音素とは，「弁別機能にこそ価値がある」と言われています。

Aさん う〜ん，もう少しわかりやすく教えて下さい。

T先生 音素の概念について遡ってみましょう。ロマーン・ヤーコブソン[脚注]という言語学者が，次のように述べています。

「音素にとって重要なのは，それ自体として見た，それ自体のために存在する，各音素の音的個性ではまったくない。重要なのは，ある音韻体系の中における音素の相互対立である。どんな音素も，同じ体系の他の音素との対立の網目を予想する」[2)]。

音声ならそれがどのような声道の形なのか，どのような様式や操作で産出されたか，というように分析して「単音」として表記することができますが，音素の場合は，そういう取り出し方で音素をみるのではなく，音韻体系の中で他の音素との対立に着目することの方が本質的だということなのでしょう。

Aさん なかなか難しいお話ですね。なにか身近な例でお示しいただけませんか？

T先生 適切な例ではないかもしれませんが，これがそうかもしれないなと感じていることをお話ししましょう。日々の臨床でよく経験する音声置換の例です。子どもたちの発達途上に起きる構音障害として，たとえ

ロマーン・ヤーコブソン（Roman Jakobson，1896-1982）は，ロシアの言語学者。引用した『音と意味についての六章』は，1942 年の講義内容。「音素の概念，弁別素性の理論をめぐって展開され，ヤーコブソン音韻論の入門書であり，最適な音韻論思想史となっている」と紹介されている。なお引用内の ～～～ は筆者によるもの。

ば，音素 /k/ に対応する音声も，音素 /t/ に対応する音声も [t] となっていて，音声レベルでの対立が失われているような構音障害のケースがあります。

Bさん「コップ」が「トップ」，「カニ」が「タニ」のようになっているようなケースですね

T先生 はい。音声 [k] を産出するためには，いろんなやり方があります。構音点を位置づける方法で，舌圧子を用いることもあります。舌圧子で舌尖の挙上を押さえて，奥舌を盛り上げ，軟口蓋での閉鎖破裂ができるように働きかけるというものです。

Aさん 学生の頃，練習しました。実際，効果的なのでよく使っています。

T先生 この方法自体は，音声学的な視点に基づいて，軟口蓋破裂音を他動的に産出させるというものですが，軟口蓋破裂音 [k] の産出のために舌圧子を使うとき，心持ち，舌の前の方を下に下げ，奥の方を盛り上げるような押さえ方をするでしょう？ それは，「歯茎と舌尖での破裂ではなくて奥舌と軟口蓋での破裂をしよう！」といった意識からくるのではないかと思います。このような「～ではなく～」という働きかけは，音素間の対立を前提としたものではないでしょうか。

Aさん そうなんですか？ 音素間の対立をふまえて舌を押さえている意識なんてなかったです。

T先生 ちょっと，おおげさでしたかね。音声産出の運動面に働きかけているのか，「音素体系」に働きかけているのか，という違いがあるというお話をしたかったのです。きっかけさえあれば改善していく子どもたちがいますね。彼らは出し方のコツを経験すると積極的にそれを取り入れようとします。あたかも，この音を出したかったんだと言わんばかりに，[k] と [t] を区別しようとする子どももいます。練習していない音節まで般化していく様子をみていると，音声 [k] という「単音」の産出を覚えたというよりも，そもそも音素レベルでは区別されていた音を出し分けられたことを実感し，弁別の仕方を取り入れたように見えます。目

標音は [k] という単音ですが，練習の内容は，音素 /k/ と音素 /t/ の対立を音声レベルでも実現することといえるのではないでしょうか。さらにいえば，音声置換の例は，音のペアが観察対象になりますが，音素 /k/ は，単独にあるわけではなく，また，音素 /t/ との対立関係の中だけにあるわけでもないと思います。音素 /t/ とも違うし，音素 /g/ とも違う，他の音素とも違う，違う，違う，という差異の中に位置づけられていると思うのです。

Aさん [ ]と/ /の使い分けを知るためには，音声学の見方と音韻論の見方について，ずいぶんといろんな知識が必要なんですね。整理したいです。

T先生 そのためのたたき台です。「音声表記は記号を [ ] で囲み，音素表記は記号を / / で囲む」という決まりごとについて，疑問と関心をもつことで，音声学にも音韻論にも，もちろん構音障害の臨床にも興味が湧いてくるでしょう。こうした興味がいろいろ調べていくことの入り口になるでしょう。実際，音声学的に見ているのか音韻論的に見ているのか，といった視点の切り替えをすることで，アプローチの幅が拡がれば，訓練内容にも幅や厚みが出てくると思います。

Bさん 実をいうと，音韻論にはなじみがありません。

T先生 音韻論は，「音素」や，さらに音素を分析した「弁別素性」，それから「韻律」などを研究します。「韻律」には，アクセント，声調，イントネーションなどがあります。「音素記号」と「音韻記号」は同じように使われることもありますが，「音韻」の方を広くとらえて，韻律についても記述できるように，「音韻記号」という語を用いることもあります。

Bさん 音韻ということばは，音韻処理，音韻意識，音韻発達など，現場でよく目にします。少しずつ慣れていきたいです。

T先生 まずは，基本的なことをＱ＆Ａで整理をします。また「文脈で判断」という点については，「第２章 こんなとき，どう書く？」で考えていきます。一緒に取り組んでいただけますか？

Bさん もちろんです。実際の訓練のエピソードもお聞きしたいです。

T先生 構音障害の臨床では，目標音に近づく産出面の訓練がもちろん重要ですが，ご本人が自分の出している音をどう知覚しているかということや，自分が出している音が相手にどう知覚されているかという聴覚音声学的な視点も大事です。そうした視点からの「臨床に役立つ７つのエピソード」の紹介もしますので，参考にして下さい。

AさんBさん はい！ 最後までがんばります！

Q1 音声記号について教えて下さい

音声記号は，「音声」を記述したり考察したりするために使用される記号です。国際音声学会（International Phonetic Association）が制定した国際音声記号（International Phonetic Alphabet；IPA）は，あらゆる言語音を同じ基準で記述できるように作られていて，何年かごとに改訂が行われています[3)]。IPA は，「子音（肺気流音）」「子音（非肺気流音）」「母音」「補助記号」「その他の記号」で構成されています。言語障害の発音分析のために拡張された拡張 IPA（略称 ExtIPA）と呼ばれるものもあります。IPA の記号が表す音声を聞くことができる web 上のサイトもあります。

Jones 式発音記号は，英和辞典などに広く普及しています。音声記号は，音声をできるだけ聞こえたとおりに書き留めるためのツールですから，構音障害の臨床の記録には極めて重要です。音声的な違いは，別の記号をあてたり，補助記号を使うなど，違いを書き分けていきます。語頭だとこんな音，母音に挟まれるとこんな音，というように語内の位置によって音が変化したり，後続母音によって音が変化するといった現象も記述することができます。

Q2 音声記号の精密表記について教えて下さい

できるだけ音の違いを区別して書き残そうという立場から用いられている音声記号が，精密表記です。精密表記は，国際音声記号（IPA）のガイドブック[3)]によると2つのタイプがあります。一つは「音素体系に関して皆目見当がつかないような状況で表記を行うときには，どの音声的特徴が重要なのかはっきりしたいために，音声的な細部をすべて記載する」というタイプのものと，もう一つは，「音素体系がわかっている場合，その表記においては，音素の音声的実現，すなわちその異音を示すためにいくらか付加的な記号を用いる」というタイプのものがあります。精密表記のうち，後者は「**異音表記**」「**体系的異音表記**」と呼ばれます。

よく似た音声なら同じ記号で表し，細かい差異はそれに補助記号を加えて表します。

Q3 構音障害臨床で観察された音声を記号で正確に書き写すことはできますか?

国際音声記号（IPA）にはたくさんの補助記号が用意されており，音声をかなり精密に表記することができますが，どれだけ補助記号を使っても，完全に正確に書き写すことはできません。また，私たち担当者の音声学的観察の熟達度によって精密さの度合いも変わってきます。

観察された音声を正確に書くことは重要ですが，実際の構音訓練では適正音に近づけようとしてたくさんの音を産出しますので，構音点や構音様式も，かなり変化します。その一つひとつを，確実に細かく書き残すのは困難です。変化の幅に注意しながら，適正な構音点や構音様式とどんなふうに違っているのか，どんなふうに近いのか，そしてどうしたら適正音に近づくのかといった視点から書くことが大事です。

Q4 音声記号の簡略表記法（簡略音声表記）について教えて下さい

Q2 の精密音声表記に対して，「一つの言語（方言）の音声を表記する場合には，現れる単音族の種類は限られており，弱まり音や代わり音の現れる条件はほとんど一定しているから，おのおのの単音族の代表的単音を表記し分ければ十分であり，しかもその音をいちいち精密に表す必要はない」[4]という観点からの表記法が，「簡略表記法」です。たとえば「日本語の母音の『エ』は，実際にはいろいろな単音で観察されたとしても [e] と書いて差し支えない」[4]というのが簡略的な表記の考え方です。簡略表記法と音韻記号に関して「簡略表記法は，このような理由と音韻論的考察とから発達した。さらに音韻論的考察がすすむとともに，発音運動の社会慣習的型は極めて体系的に解釈しうることが明らかとなり，音韻記号が発達してきた」[5]と解説されています。簡略表記法が，音韻記号の母体となったことを示しつつ，「簡略音声表記と音韻記号は，概念が異なる」[5]ことが指摘されています。「単音・単音族」の表記と「音素」の表記は区別されるべきものです。

T先生 「簡略音声表記」は「音声」を書くものですから，「音素表記」とは異なります。

Q5 「簡略音声記号」について教えて下さい

構音臨床研究会による『新版 構音検査』など，私たちが日頃よく使う検査で目標音を表記するときの記号は，**「簡略音声記号」**とされています。『新版 構音検査』の手引書には，検査で用いている記号について，「国際音声記号に準ずるものであるが，構音障害の臨床で使用する際の便宜性も加味した」[6]とあります。異音として現れる記号も使用されています。このように，私たちがよりどころにしている構音検査でも，目標音の表記は「音声記号」であり，音素表記とは区別されています。新版では記号のいくつかが改正されましたが，その理由の中に，「音声記号と音素記号を併せ用いることの不具合の指摘」があったことが記されています[7]。このことからも，音声記号と音素記号とは混在しない方がよいという基本的な考え方が読み取れます。具体的には，以前の『構音検査（改訂版）』では，「ン」に対して音素記号のNが使用されていましたが，『新版 構音検査』では音声記号としてɴが採用されています。撥音「ン」については，**Q8**，**Q11**を参照して下さい。

Bさん いろいろ出てきましたが，異音表記はほぼ，簡略音声表記と同じ。『新版 構音検査』の単語検査にある目標語の音声記号は，簡略音声表記。「簡略」という語は音声表記に用いるということですね。

Q6 日本語の母音「ア」を音声記号で [a] と書いていいですか？

国際音声記号（IPA）の母音の表を見ると，日本語の「ア」とぴったり一致する記号がないことに気がつきます。母音には，「唇の丸めの有無」「舌の最高部の前後」「舌の最高部の高低」という観点から，基本母音として設定され記号が割り当てられています。そのため自分の母語にある母音とぴったり当てはまる音が，表の中にあるとは限りません。個人差，方言差がありますが，日本語の母音をまとめると次のような音に近くなります。

仮名文字	ローマ字	IPA 記号との比較	補助記号
「ア」	a	[a] より後　[ɑ] より前	[a̠]　[ɑ̟]
「イ」	i	[i] より広い	[i̞]
「ウ」	u	[u] ほど丸めない	[u̜]
「エ」	e	[e] より広い　[ɛ] より狭い	[e̞]　[ɛ̝]
「オ」	o	[o] より広い　[ɔ] より狭い	[o̞]　[ɔ̝]

補助記号には，「前寄りの」「後寄りの」「より狭い」「より広い」「より丸めの強い」「より丸めの弱い」といった記号が用意されているため，それを使って表の一番右の列のように書くことができます。「ア」の音声は，だいたいは，[a] と [ɑ] の中間あたりといわれていますが，観察して [a] より後寄りと判断されれば，[a̠]，[ɑ] より前寄りと判断されれば [ɑ̟] のように書きます。実際には，「ア」であれば [a̠] というように一つの記号に代表させて使うことができます。また，補助記号なども使わずに，簡略音声表記で [a] を使用することも多く行われます。

構音障害の臨床の立場からいえば，日本語の母音について，その都度，より正確な精密表記で書く必要がないことも多いので，通常は，[a][i][u][e][o] を用いて差し支えありません。こうした書き方は，IPA の基本母音 [a][i][u][e][o] と一致するものではないということは覚えておきましょう。記号は丸暗記するものではありません。基本母音と見比べながら，自分で「ア」と発音してみて舌の高低や前後，口唇の丸めなど調べてみて下さい。単独で発音したときと，他の音と組み合わせたときと，舌の位置や口唇の形がどうなっているか調べながら，記号を書いてみましょう。

Q7 うさぎの「ウ」の音声は，[ɯ] ですか？ それとも [u] ですか？

日本語の「ウ」という音は，地方によっても，前後の音の影響を受ける場合でも，バリエーションがあります。国際音声記号（IPA）の母音記号から見ると，「[u] に比べると唇の丸めがかなり少ないが，丸めのない [ɯ] とも異なる」[8)] とされます。「ウも同様にして簡略に記しておくが，唇の丸めがないわけではないが少ない，というところに注目して，ここでは [ɯ] を使っておく」[8)] といった記述があります。こうした理由から，日本語の母音を [a][i][ɯ][e][o] と書いている本もあります。

構音検査や訓練では，実際に構音を行っている人の口元をよく見て判断して下さい。「ウ」と聞こえた音に対して，もし [u] と書いてはいけないということになれば，**Q6** で見たように日本語の母音「ア」にぴったりの記号は IPA の母音記号の中にさえないために，[a] と書くのもいけないということになりますが，そんなことはありません。より詳しい精密表記を必要とする場合を除けば，日本語の「うさぎのウ」を [u] と書くこともあれば，[ɯ] と書くこともあります。臨床場面で書き分けた方がいい例として，日本語音「ス」の練習で，単音で [s] が出せたあと，音節にする場合，唇を丸めてもらいながら，摩擦性の呼気を出しつつ母音を続けるように促すという場面を想像して下さい。このとき，もしも摩擦音を出しやすくするために円唇を強めた母音を続けさせた場合，非円唇母音を用いて [sɯ] と書くよりも，円唇母音を用いて [su] と書く方が現象に近いといえます。

Bさん そうだったんですか。日本語の「ウ」は平唇の「ウ」だから，記号は [ɯ] と書くと聞いたことがあったので，そうなのかと思って，[u] は書かずに，[ɯ] と書くようにしていたんですが，日本語の「ウ」は [ɯ] だ，というのも思い込みですね。同じ記号を使っていても実際の音が違うことがあるということがわかりましたので，音声記号を読んだり書いたりするときは，気をつけたいと思います。

Aさん 話は変わりますが，どうやったら [ɯ] という文字が入力できるかわからずにいると，先輩が，特殊文字の挿入の仕方を教えてくれました。Unicode（ユニコード）の表は，コード番号で入力できて便利です。

Bさん そうそう，私はそれがまだ苦手です。報告書を書いたり，研究発表の原稿を書くときなど，特殊文字からでないと入力できない記号もたくさんあるので，苦労しています。補助記号をつけるのも大変ですが，練習してみます。

Q8 国際音声記号（IPA）の子音の表には，日本語の語音が全部書かれていますか？

IPA には，子音として肺気流音の表と非肺気流音の表が用意されています。表の外には，その他の記号および補助記号などが載っています。さまざまな個別言語において使用されている音声のすべてが子音の表に記載されいるわけではありません。

日本語の語音に対して用いられる音声記号が，子音の表にないものもいくつかあります。たとえば,「ツ」の子音に該当する記号は表にはなく，その他の記号のところに，t͡s があります。タイ（⁀）は，t͡s や t͜s のように，上下どちらにつけても構いません。「破擦音」は，二重調音とともに記号を2つ並べて書いてつなぐようになっています。日本語の五十音の順に，どのような音声が現れるか見ていきましょう。

補助記号（ʲ）は，硬口蓋化を表します。人によって使われることがある記号もありますので，（　）で表しています。

①カ行の子音　k　kʲ　(c)

②ガ行の子音　ɡ　ɡʲ　ɣ　ɣʲ　ŋ　ŋʲ　(ɟ)

③サ行の子音　s　ɕ　(ʃ)　(θ)

④ザ行の子音　z　ʑ　dz　dʑ　(ð)　(dʒ)　(ʒ)

※ザ行音には破裂音も多く現れます。

※破擦音はタイ⁀で結ぶことがあります。

※合成文字で１文字になっているものもあります。

※構音検査や日々の記録ではタイ⁀を用いない方が多いようです。

⑤タ行の子音　t　ʨ　(ʧ)　ʦ

⑥ダ行の子音　d　dʑ　(dʒ)　dz

⑦ナ行の子音　n　nʲ　(ɲ)

⑧ハ行の子音　h　ç　ɸ　χ　x　ɦ

⑨パ行の子音　p　pʲ

⑩バ行の子音　b　bʲ　β　βʲ

⑪マ行の子音　m　mʲ

⑫ヤ行の子音　j

⑬ラ行の子音　ɾ　ɾʲ　r　l

⑭ワ行の子音　w　ɰ

⑮ン　m　n　ɲ　ŋ　ɴ　鼻母音

※母音, 半母音, 摩擦音の前では鼻母音となります。

Q9 「シ」という音節の子音を，[ʃ] で書いているのもよく見かけます。[ɕ] という記号と同じですか？

[ʃ] と [ɕ] は，同じ音ではありません。記号が違うということは，音が違うということです。[ʃ] は無声後部歯茎摩擦音で，[ɕ] は無声歯茎硬口蓋摩擦音です。どちらも日本語音の「シ」を表すときに使われていますが，日本語音の「シ」は [ʃ] というより [ɕ] に近いという見解から，本や検査でも，[ɕ]の記号が使われるようになってきています。同様に，日本語音「ジ」音が破擦音で発せられる場合の記号は，有声後部歯茎破擦音 [dʒ] または，有声歯茎硬口蓋音破擦音 [dʑ] ですが，同じ理由で [dʒ] よりも [dʑ] が使われています。[ʃ] や [dʒ] は英語の sh や j の音に適している記号です。簡略記号として，日本語の「シ」「ジ」の音声に使われます。構音障害の本では，日本語音「シ」に対して，どちらを書いてもいいと紹介されていたり，慣例的に [ʃ] を使っています，と但し書きがあったりします。ただし，ɕ も ʃ も，日本語の音素の表記には用いられません。

Q10 音声を仮名文字（ひらがなやカタカナ）で書いてもいいですか？

仮名文字も「表音記号」の一つですから，間違いではありません。ただどういう音かわからない，ということが問題です。仮名文字だと子音と母音のどこが違うかわかりません。構音障害の臨床では，できるだけ，観察された音を国際音声記号（IPA）などの音声記号で書くことが推奨されますが，その大きなメリットは，構音点，構音様式などの音声学的な情報が記号から読み取れることです。仮名文字からはこの情報は読み取れません。「シ」の音が「チ」になってしまう場合，仮名文字で書くと，モーラ（拍）（**Q12**参照）単位で置き換わっているように見えます。音声記号では，[ɕi] が [tɕi] になっていると書くことができます。すると，[ɕi] という音節の頭に [t] という単音が付加されたというように考えることもできます。そこでこの余分な [t] をなくすように働きかけるにはどうしたらいいのだろう，具体的にいえば舌端での破裂操作をしないようにする働きかけはどんなやり方があるだろう，という発想になります。音声記号で書くことで，こうしたヒントが得られることもあります。

一方，実際には，仮名文字を用いるメリットもあります。構音検査や訓練場面で，いわゆる「歪(ひず)み音」（**Q17** 参照）と判定されるような音を書き残す場合には，日本語の語音でいえば，どの音に近いように聞こえたかを，仮名文字で書いておくことも重要な情報になります。

また，実際問題として素早く表記しなければならないときなど，音声記号を書くのが間に合わないこともあります。リアルタイムでは，とりあえず仮名文字で書いてから，あとで録音を聞き直しながら，音声記号で表記することもあります。

T先生 音声記号は使って慣れて，慣れて使っての繰り返しだと思います。IPA の表や日本語音声学のテキストに載っているような日本語音の表などをいつでも参照できるように常備しておくといいですね。目の前の現象を書き留めようとして，急いで書いた記録の中に，音声記号や仮名文字や音素表記が混在することがありますが，紹介状を書いたり，ケースの経過をまとめたりするような場合には，それぞれの記号の特徴を理解して，適切な使い分けを心がけて下さい。

Q11 音素表記について教えて下さい

まず，音素論と音素についての解説を引用します。「音素論ではある言語において互いに意味を区別する働きのない音をひとまとめにして音素と呼び，それを表す記号を /　/ に入れて示す」[9]。このように，音素は音素論によって分析される単位です。音声的に違いがあっても，同じ音素と見なせるものは，同じ記号で書き表されます。日本語音の撥音「ン」には，音環境によって，いろいろな音声が現れます（**Q8** 参照）。音声学的には，それぞれの音声を異なった記号で書きますが，音素表記では，/N/ としてひとまとめにして記述します。

音素体系は，個別言語によって異なります。英語の音素体系の中にある /l/ と /r/ の対立は，日本語にはないため聞き取りや発音の習得がしにくいことはよく知られています。使い方を間違えなければ，さまざまな記号（たとえば，仮名文字やハングルなどの表音文字）を音素表記に使うこともできます。日本語の音素について書くとき，異音に相当する音声を表す記号を /　/ で囲んだりしないように注意しましょう。

T先生 「音素記号」と「音韻記号」は，同じように使われることがありますが，詳しくみると，「音韻」の方を使うとする立場があります。私たちの整理では，「音素」だけでなく「韻律」についても記述する場合は，「音韻」ということばの方を用いる，としておきましょう。

Q12 音節とモーラ（拍）について教えて下さい

「音節は音の連続をいくつかのまとまりに分けた分節的単位」であり，「モーラ（拍）は，長さを基準とした時間的単位」[10]です。音節数とモーラ数が同じものもあれば，異なるものもあります。たとえば，「カステラ」は4音節4モーラです。「あんぱん」や「せんべい」は，2音節4モーラです。「ホットケーキ」は，4音節6モーラです。こうした違いは，「撥音（ん），促音（っ），長音（ー），二重母音の後半という4つの要素が独立したモーラを形成しながらも，独立した音節を形成しない」ことによると説明されています[11]。モーラは成すけれど音節は成さないので「モーラ音素」といいます。

Q13 日本語の音素の数はいくつですか?

音素分析は，いろいろ立場の違いがあります。母音は5母音音素説が有力です。ここでは5母音音素説に従い，5個とします。

①母音音素5個：/a/，/i/，/u/，/e/，/o/

子音も，いくつかの立場があります。

②子音音素12個：/k/，/s/，/t/，/n/，/h/，/m/，/r/，/g/，/z/，/d/，/b/，/p/

子音音素13個：/k/，/s/，/t/，/c/，/n/，/h/，/m/，/r/，/g/，/z/，/d/，/b/，/p/

13個説は，/t/ のほかに /c/ を認めます。

子音音素14個：/k/，/s/，/t/，/c/，/n/，/h/，/m/，/r/，/g/，/ŋ/，/z/，/d/，/b/，/p/

14個説は，/ŋ/ があるかどうかの方言差です。

さらに，半母音（半子音）と特殊音素があります。これらはいくつかの記号が使われています。多くは，記述にあたってどの記号を使っているか説明されています。

③半母音（半子音）2個：/y/，/w/

④特殊音素3個：撥音 /N/，促音 /Q/，長音 /H/（なお，長音音素を認めない立場もあります）

こうしたことを考慮すると，だいたい22個〜24個ということになります。

T先生 ここでは「立場の違い」と説明しましたが，なぜそうなるのか，主張の違いを理解できたらおもしろいですよ。

Aさん T先生，①②は日本語の直音のことですよね。このほかにも，日本語には拗音があるでしょう？

T先生 イ列子音に母音 [a][u][o] が続いてモーラ（拍）を形成します。仮名文字では，イ列音に小さな「ャ」「ュ」「ョ」をつけて表記します。ヤ行，ワ行以外のキシチニヒミリギジビピに拗音があります。

Aさん 拗音は音素を数えるときにカウントしないのですか？

T先生 拗子音 /ky/，/sy/，/ty/，/ny/，/hy/，/my/，/ry/，/gy/，/zy/，/by/，/py/ ということですね。音節構造から見ると，拗子音は，子音・子音・母音となります。すると，②と③さえあれば，記述可能です。できるだけ少数の記述になるように，拗子音を日本語の音素の数に加えませんでした。

Bさん T 先生，/あ/ や /ウサギ/ のように，仮名文字をスラッシュで囲んでいる表現も見たことがあります。

T先生 音韻記号の場合は，個別言語の音韻現象を記述する目的であるため，たとえば日本語であれば，日本語話者が，さまざまな音声変異を捨象してある音韻だと同定できるという意味で，仮名文字をスラッシュで囲むことがあります。

Aさん /ç/ という書き方がいいかどうか考えたとき，日本語の語音からみると異音とされる音声記号を /　/ で囲むのはおかしいと指摘してもらいましたが，仮名文字を入れて /あ/ とか，/イ/ とか，/ウサギ/ といった書き方をすることもあるのですね。

T先生 そうです。その言語を使うみなさんが，その語音だな，と同定できる音をひとくくりにしているということからいえば，みんなが「ア」だなと思える範囲の音，という意味で /あ/ や，/ア/ と書くこともあります。ただし表音文字に限ります。/兎/ や，/かの山/ というように書いたりはしません。

Q14 異音や相補分布について教えて下さい

「異音」については，条件異音を異音と考える立場と，条件異音と自由異音があるとする立場があります。前者は,「同じ音素でありながら，生起する位置（音声環境）によって少なからず異なる物理的特性をもって現れる音を特定の音素の異音（allophone）とよび，異音同士の関係を異音変異（allophonic variation）とよぶ」[12]という解説に代表されます。

後者の立場では，異音（variant）には条件異音（conditional variant）と自由異音（free variant）を認めます。条件異音とは，同一の音素が条件によって異なる音声で現れる場合の音声のことです。「一つの音素がいくつかの異なる音声で現れ，その現れる条件に重なりがない場合，これらの音声は‘相補分布を示す’といい，その音声を‘異音’という」[13]という解説もあります。このように説明されている‘異音’が「条件異音」のことと考えられます。これに対して自由異音は現れ方が決まっていません。自由異音には,「自由変音」と呼ぶ呼び方もあります。

日本語のサ行音は，音声記号で [sa][ɕi][su]（あるいは [sɯ]）[se][so] のように書くことができます。母音 [i] に先立つときに，硬口蓋化した条件異音の [ɕ] が現れます。[s] と [ɕ] は，相補分布の関係にあります。相補分布をなす音は，同一の音素と考えられます。音素表記で「シ」を書くときは，/si/ と書きます。

T先生 allophone と variant という語の用いられ方の違いともとれますが，必ずしも allophone が前者で，variant が後者というわけでもないので，注意して読む必要があります。

Q15 音素の数を調べることができますか? できるとしたらどうやって調べるのですか?

個別言語において，ある 2 つの音が同じ音声のあらわれ方の違いなのか，それとも異なる音素なのかを知るためには，ミニマル・ペアを探して調べることができます。ミニマル・ペアは，2 つの音を交換することによって異なる語（異なる意味）が生み出されるような2語のこと[14]です。「そのようなペアが存在する場合には，問題の2音は異なる音素ということができる」[14]とされています。

「カメ（亀）」という語で，ちょっとやってみましょう。

カメという語を音声で書くと[kame]ですね。この[k]の部分を[s]と交換すると，[same]（鮫）となり，異なる語（異なる意味）が生み出されますね。カメとサメはミニマル・ペアです。さらに，[k]と[m]とを交換すると[mame]（豆）となり，意味が変わります。そうすると/k/と/s/と/m/は別の音素だろうということになります。あるいは，[m]を[n]に入れ替えると[kane]（金）となります。同じ鼻音でも，[m]と[n]の違いで違う語になります。そこで，/m/と/n/は別の音素として考えることになります。ある音とある音が音響学的に異なっていても，意味の違いに関与しないならば，同じ音素と考えます。その個別言語で使われている複数の音が，異なる音素かどうかを調べていくには，このようにミニマル・ペアが利用されます。

個別言語で使われているある2つの音が相補分布の関係（**Q14**）にあれば，それは同一の音素の異音と考えられます。

Aさん もうひとつ，「音声的類似性」ということも大事だと習いました。

T先生 そうです。「二つの音が同一の音素であるためには，それらの2音は音声的に類似したものでなくてはならない」[15]と説明されているように，相補分布していても，もしその2つの音か，音声的にかけはなれていたら，同一の音素とは見なせません。

Q16 「構音」と「調音」は同じですか？

「構音」という用語単独で見ると，「調音」とほぼ同義といえます。articulationの訳語として，言語聴覚障害学では「構音」，音声学では「調音」とされています。言語音をつくる過程は3つに大別されます。「発声」

phonation,「共鳴」resonance，および，「構音」(「調音」) articulation です。このような文脈では，「構音」と「調音」は，同義です。

子音は，声道における呼気の流れに対して，発声発語器官が接近したり接触したりしてつくられます。構音操作とは，呼気の流れを「どこで」,「どうやって」妨げるのか，ということです。「どこで」については，構音点，あるいは，調音点と呼ばれています。「どうやって」については構音様式（構音方法)，あるいは調音様式（調音方法）とされています。母音は，唇の丸めの有無，舌の最高部の前後，舌の最高部の上下という3つの組み合わせから，調音音声学での呼び方があります。母音は，構音点，構音様式では規定されませんが，母音を産出するときに「母音の調音」といっても，「母音の構音」と表現しても構いません。

障害の記述では,「構音」という用語が一般的です。医学，歯学の分野でも，articulation disorder に対しては，構音障害という訳語がみられます。この本では，音声学からの引用では，調音という用語も用いていますが，構音障害の話をするときには構音点，構音様式という用語の方を多く使用しています。

調音器官と構音器官は，どちらも使用されます。調音音声学はありますが，構音音声学というものは知られていません。構音障害とはいいますが，調音障害とはあまりいいません。

T先生 臨床では，「鼻咽腔閉鎖機能不全による共鳴の障害がベースにあることで生じる構音障害」と表現されることがあります。この場合の「構音障害」は「調音障害」といいかえることは難しいでしょう。なぜならば，この文脈での「構音障害」は，共鳴の問題がメインだからです。鼻咽腔閉鎖機能不全による話しことばの不明瞭さの本質は，「共鳴の障害」です。それが解消されれば，不明瞭さが改善するケースがあります。

Aさん わかります。共鳴の問題は，構音（構音点，構音様式，有声／無声，口音／鼻音）においては，(口音／鼻音）の区別に影響します。でも，他の

（構音点，構音様式，有声／無声）というところは，問題ないケースのことですね。

T先生 そうです。鼻咽腔閉鎖機能不全があると，母音や半母音が開鼻声になることが知られています。開鼻声は，先に挙げた言語音をつくる3つの過程とされる「構音（調音）」「共鳴」「発声」の区分での「共鳴」の問題です。また，子音に及ぼす影響としては，バ行がマ行に近い音に聞こえるなど鼻音でない音が鼻音化したり，鼻漏出によって，口腔内圧が高まらずに子音が弱音化するといった歪みが生じたり，構音操作を誤学習することもあります。この重要性は，器質性構音障害に取り組むSTの先輩方から，詳しく教えていただきました。

Bさん 構音にばかり気を取られないように，発話全体に影響を与える共鳴についても，しっかり見ていきたいです。

Q17 音声学には，「歪(ひず)み音」というとらえ方はありますか？

構音障害の臨床では，目標としている音が適正に産出されたかどうか，ということを重視します。目標音としては同定しがたいけれども，別の音にも同定されないような音については，「歪み音」として扱います。歪み音は，当たらずとも遠からず，かといって，適正音とは言い難い，そんな音です。構音検査では，目標としている音に対して，歪んだ音が観察された場合には，その音声記号に△の記号をつけるのが慣例となっています。たとえば，[u△s agi] のように書きます。

これに対して音声学は，人間が音声言語として用いる音を表記していくものですから，基本的には「歪む」というとらえ方はしません。音声学の立場から音を表記するときには，観察された音に△をつけたりはせずに，できるだけ記号をあて，補助記号を使って書き分けます。「歪み音」は，そういうとらえ方をしない音声学と，構音障害の臨床との立場の違いをよく表しています。私たちが歪み音と判断している音を音声学の専門の方に聞いてもらって意見交換をすると，音への理解が増すことでしょう。

Q18 音声学には，「異常構音」というとらえ方はありますか?

音声学では，**Q17** で「歪み音」というとらえ方をしないことを述べたように，「異常構音」というとらえ方もしません。異常構音には，声門破裂音，咽頭摩擦音，咽頭破裂音，鼻咽腔構音，口蓋化構音，側音化構音などがあります。これらは構音障害の臨床で訓練の対象となる音です。詳しい解説や改善方法などはここでは紹介できませんが，音声学との関係を整理した方がよい用語がありますので，**Q19〜Q24** で整理しましょう。

Q19 異常構音の声門破裂音と，日本語の方言や外国語などにみられる声門破裂音 [ʔ] との違いを教えて下さい

構音障害で取り扱われる声門破裂音は，異常構音の一つで鼻咽腔閉鎖機能との関連があるといわれています。破裂音は，肺からの呼気の流れを声道のどこかで一旦止めてから放出します。[p] であれば両唇，[t] であれば舌尖と歯茎，[k] であれば奥舌と軟口蓋といった構音点で破裂操作をしますが，鼻咽腔閉鎖機能が不十分だと，口腔内圧を高めることができません。そのため，代償的に声門で破裂操作をするようになり，それが習慣化したものと考えられています。無声破裂音がなりやすいとされていて，有声破裂音でも，摩擦音でもみられます。

器質性構音障害でしばしばみられる構音ですが，器質性の要因がなくても，声門破裂音を使用する子どももいます。構音障害のテキストでは，「声門破裂音がつくられる直前に声帯と仮声帯が強く接し，声門が強く閉鎖され，それが解放されると同時に音がつくられる」[16] と解説されています。

これに対して，声門破裂音を音素としてもつ言語も存在します。アラビア語などにみられる声門破裂音は，本来の構音点が声門にある音です。ド

イツ語や，フィリピンのタガログ語など多くの言語にみられます[17)]。沖縄や北部九州，鹿児島などで弁別機能をもつ声門破裂音がかなりあるといわれています。

会話の中でも，母音の前後で声門破裂音を使用することがあります。このような声門破裂音は，それがあるかないかで別の意味に変わるというような弁別機能を担いません。こうした声門破裂音は，自然な言語音声であり，異常構音ではありません。

Q20 「声門破裂音の訓練では二重構音に注意する」というのはどういうことですか? 音声学の「二重調音」との違いも教えて下さい

構音障害の臨床では，本来の構音点・構音様式と同時に，別の場所でも構音操作をすることを「二重構音」といいます。別の場所での操作は取り除く働きかけが必要です。声門破裂音になっている音が，本来の構音点で構音操作できるようになると改善されたように聞こえますが，よく観察すると，まだ声門での破裂操作が残っていることがあります。これを見落とさないようにしましょうといった意味です。こうした二重構音は，「声門破裂音」のケース以外でも観察されます。

声門破裂音を改善するには，構音点ができるだけ声門から遠い音からはじめた方がよいといわれていますので，無声両唇破裂音 [p] などが練習音によいとされています。

これに対して音声学は，正常か異常かを問題にしているわけではありません。音声学の「二重調音」には，「破裂と破裂」「摩擦と摩擦」「接近と接近」などの組み合わせがあります。二重調音は，その言語において自然に行われる現象です。

Aさん 私は，声門破裂音がみられるお子さんの訓練で，よく，ティッシュを小さくちぎってくるっと巻いて，蝶々に見立てて，手のひらに置い

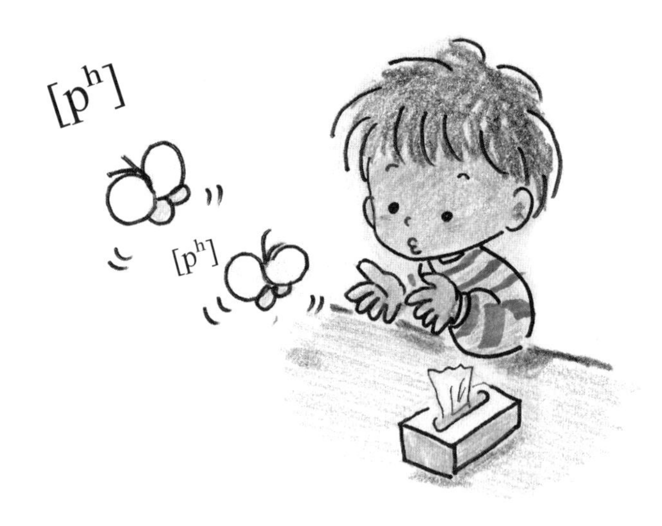

て，「さぁ，蝶々をプッとふいて，とばしてみよう！」と誘っています。

T先生「口腔内圧を高めて，声門破裂をせずに，両唇の破裂で勢いよく吹こうね」というメッセージをティッシュの蝶々に託しての練習ですね。音声学でいうと「有気音（帯気音）」に近い音です。記号で書くと[pʰ]と書けます。

Q21 二重調音をする[w]（有声・両唇軟口蓋・接近音）は，日本語の「ワ」の音ですか?

国際音声記号（IPA）の音声記号にある[w]は，有声・両唇軟口蓋・接近音とされています。両唇の接近と軟口蓋と奥舌の接近が同時に起こる二重調音の音です。さて，この[w]が日本語の「ワ」の音かどうかということですが，日本語の「ワ」の音は，IPAにある[w]の唇の突き出しよりも丸め方をゆるめた出し方をしています。[ɰ]の方が近いといえます。ただ，ローマ字ではwaと書きますし，慣例的に[w]は使われています。日々の臨床の記録で，患者さんが産出した語音に対して丸めの度合いが重要であれば，それに近い記号で書くこともあります。音声記号には，精密表記と簡略表記とがあり，同じ記号を使っていても，同じ音ではないこともあります。[w] を日本語の「ワ」として用いるのは簡略表記としての使い方です。

T先生 恩師から「一般に多くの言語で /w/ の音声はその言語の /u/ の音声の原則として音節を成さない非音節主音的（non-syllabic）な音で，日本語の /u/ は円唇性が弱いから /w/ も円唇性が弱い」というように解説していただきました。

Q22 側音化構音は，「側面音」ですか？

側音化構音は，「舌の前方が硬口蓋に接して口腔の中央が閉鎖されるために，呼気が歯列と頬部の間から出ることで生じる歪み音」とされています。異常構音の一つとして分類されています。こうした構音をしている人は少なくありません。

音声学の「側面音」は，口腔内の脇のほうに隙間がみられる音で，側面摩擦音 [ɬ]，[ɮ] や，側面接近音 [l]，[ɭ]，[ʎ]，[ɫ] などがあります。どちらも自然な言語にみられる調音です。脇の方の隙間といっても，歯列と頬部での隙間ではありません。側音化構音は，音声学の「側面音」と同じではありませんが，人によってさまざまな出し方をしていて側面音によく似た出し方をしている場合もありますので，よく観察して下さい。

Q23 口蓋化構音と音声学の「口蓋化」は同じですか？

口蓋化構音は，構音障害として取り扱われる「異常構音」の一つです。口蓋化構音は，前舌面の動きが少なく，舌背がこんもりと盛り上がり，歯，歯茎音などの多くの構音点が後方化する音です。口腔内でこもったような響きとなります。

これに対して音声学の「口蓋化」は自然現象で，異常ではありません。硬口蓋方向に舌が盛り上がって調音点が移動する現象は「硬口蓋化」，軟口蓋方向へ調音点が移動する現象は「軟口蓋化」と呼ばれています。単に「口蓋化」と書かれている場合は，「硬口蓋化」のことを指すことが多いようです。国際音声記号（IPA）にも記号があります。「硬口蓋化した」，「軟口蓋化した」場合には，それぞれ [^{j}]，[$^{\gamma}$] という補助記号で表すことができます。

日本語の音声学では，母音 [i] に先立つ子音が硬口蓋化するとされています。「キ」「ギ」などにみられる硬口蓋化は，硬口蓋方向に向かって調音点が前に移動します。これに対して，「シ」「ジ」などの場合は，硬口蓋方向に向かって調音点が後に移動します。このように，硬口蓋化には，調音点が前に動く場合と後に動く場合とがあります。音声を出しながら注意深く自分の舌運動を分析してみるとわかります。「ヒ」は，音声記号で [çi] と書きますが，[ç] の調音点は硬口蓋ですから，「ヒ」はイ列音でも硬口蓋化するとはいいません。

このように，「口蓋化構音」と音声学の「口蓋化」が意味するところは異なっています。舌尖をあまり使わない異常構音の口蓋化構音では，「サ」や「シャ」が「ヒャ」のような響きで聞こえることがあります。これを音声記号で書けば，[ça] と書けそうなのですが，よく聞くと「ヒャ」でもないような，こもったような響きがあり，こうした音声記号では表しにくい音声に対して構音障害の臨床では「歪み」というとらえ方をします。

構音発達の過程で，幼い子どもが，「ウサギサン」のことを「ウシャギシャン」，「ゾウ」を「ジョウ」のように言っているのを耳にすることがあると思います。これは，発達過程にみられる硬口蓋化の現象で，異常構音の口蓋化構音ではありません。異常構音ではありませんが，この状態が自然改善しない場合には，サ行音の「サ，ス，セ，ソ」に用いられる [s] の構音が [ɕ] あるいは [ʃ] に置換しているととらえて，構音訓練の対象となることもしばしばあります。

Aさん この口蓋化構音という用語は，検討されているそうですね。

T先生 はい。唇顎口蓋裂術後の方々10名について，エレクトロパラトグラフィという，舌のどの部分が口蓋に接触しているのかを見る器機で，歯茎音の舌と口蓋の接触パタンを分析した報告があります。口蓋化構音という呼び方でまとめていますが，英語訳も含めて見直した方がいいと主張されています[18)]。現象に即した分類になるよう，今後の議論に期待しています。

Q24 鼻音，鼻音化，開鼻声の違いを教えて下さい

鼻音は，日本語ではマ行，ナ行の子音部分です。ガ行音は鼻濁音と呼ばれ，この子音を用いる方言と用いない方言とがあります。国際音声記号（IPA）にある [m][n][ɲ][ŋ][ɴ] などが，日本語音にみられる鼻子音の記号です。

音声学での鼻音化は，非鼻音の調音において気流が鼻咽腔に抜けることをいいます。鼻音化した音には，補助記号 ~ を付加します。構音障害の領域での鼻音化は，呼気流が鼻咽腔に抜けて，過度に鼻にかかり，鼻にかからない音が鼻で共鳴してしまい歪むことをいいます。呼気の流れには，鼻咽腔閉鎖機能が重要な役割を果たします。言語音の気流が口腔を通るか，鼻咽腔を通るかという交通整理のような働きをするのが鼻咽腔閉鎖機能です。軟口蓋が挙上し，口蓋帆と咽頭後壁，咽頭側壁の閉鎖によって，気流は鼻腔には放出せず口腔を通ります。鼻音の産出では，その音を出すタイミングで軟口蓋が下り気流が鼻腔に抜けます。非鼻音が鼻音化するときも，この働きによって気流が鼻腔に抜けます。

この鼻咽腔閉鎖機能がうまくいかないことがあります。鼻咽腔閉鎖機能の働きが十分にできないと，「共鳴の異常」が生じます。音声現象としては，母音や半母音が開鼻声となります。共鳴の問題は，特定の音，音節に影響するというよりも，発話全体に影響を及ぼします。また，もともと鼻

音化する音だけでなく，鼻音化しないはずの音まで鼻音化します。

開鼻声の程度は，聴覚的な印象評価に加えて，ナゾメーターなどの器機を用いて測定します。これを開鼻声値（nasalance score）といいます。開鼻声値とは，

$$\frac{\text{鼻腔の音響エネルギー}}{\text{鼻腔}+\text{口腔の音響エネルギー}}\times 100\ (\%)$$

で表されます。

%の値が高いと鼻からの音響エネルギーが高いことを示しています。検査では，口腔内圧が低い文として「よういはおおい」，口腔内圧が高い文としては「きつききがきをつつく」が用いられます[19]。開鼻声とは逆に，鼻腔での共鳴が過小になるのが「閉鼻声」です。

Bさん もともとの鼻音（鼻母音，鼻子音），鼻音でない音が自然現象で鼻音化する場合と，共鳴の異常で受動的に母音や半母音が開鼻声になる場合があるのですね。

Q25 有声音を囁き声で話せば無声音になりますか？

囁き声で，「パパパ」「バババ」と交互に言ったり「カカカ」「ガガガ」と言ってみると，同じではないことがわかるでしょう。有声子音を囁き声で言っても無声子音にはなりません。なにかの舞台で，役者さんが，囁き声で観客に向かって語りかけたときを想像してみて下さい。そのセリフを，たとえばですが，「人生万事塞翁が馬」としてみましょう。「ジンセイ　バンジ　サイオウガウマ」とその役者さんが囁き声で語ったとき，私たちは，「シンセイ　パンシ　サイオウカウマ」とは聞き取らないでしょう。囁き声でも「有声子音」と「無声子音」は対立を失っていないのです。細かくなりますが，このような「強い囁き声」と，普通の会話でみられるヒソヒソ声のような「囁き声」では，声門の動きが違うとされています[20]。

構音訓練との関連でいえば，構音点と構音様式が一致しているのであれば，産出できるようになった有声子音から無声子音を導いたり，あるいは逆に無声子音から有声子音を導いたりすることができそうだという発想をもつのは当然でしょう。実際に構音訓練では，この発想に基づいた練習をよく行います。

[k] や [g] が [t] や [d] に置換している子どもの練習過程で，[ga] を産出できるようになったら，[ka] との違いは，有声子音か無声子音かということだけなので，[ga] を無声化することによって [ka] に近い音をつくろうというやり方です。[ga] から，[g̊å] を経て，[kå] や [ka] の音をモデル呈示して模倣してもらうという流れで練習します。

Aさん T 先生，やってみて下さい。

T先生 （囁き声で）「ジンセイバンジサイオウガウマ～」

Aさん ホントだ。有声子音の囁き声が，無声子音に聞こえるわけではないですね。

Bさん でも，もしかしたら，不十分な聞こえを補おうとする「音韻修復」の働きのせいではないですか？

T先生 ある程度，こう言っているに違いないというような聞き方をすると，実際に発せられていない音も聞こえたように感じることはありますからね。私たちが，相手の発話を聞き取ったつもりでも，どこまで正確なのか，こちらで聞こえを補っていないか，点検する必要があります。では，A さん，B さん，今度は，これはどう聞こえますか。（囁き声で）「シンセイパンシサイオウカウマ～」

Bさん ん～，今のは，「人生万事塞翁が馬」とは聞こえなかったです。やはり，無声子音は，有声子音の無声化とは同じではないってことですね。ところでなぜこの故事なのですか？

T先生 私の座右の銘だからです。今まで何度も，このことばに救われました。

Bさん いいことばですね。でも話が逸れそうなので，T 先生の身の上話はまた今度。

T先生 ……せっかく，いい話なんですがね。本当に聞きたくないですか？

Aさん Q & A に戻りましょう，T 先生。確認ですが，有声音か無声音かは，声帯振動の有無で分けたらいいですね。

T先生 たしかに，有声子音と無声子音の違いは声帯振動とされていますが，閉鎖音に関しては，無声音でも声帯は振動するんですよ。音響音声学の出番です。その違いは，呼気の放出から声帯が振動しはじめるタイミングにあることがわかっています。この時間間隔のことを，声帯振動開始時間 VOT（Voice onset time）といいます。さて，無声音の破裂音と有声音の破裂音では，どちらの VOT の方が長いでしょう？

Aさん え～っと，呼気の放出から声帯が振動するまでの時間が長いのは，なかなか振動しはじめない方だから無声音の破裂音の方だと思います！

T先生 当たりです！ 有声破裂音の VOT の値はマイナスだったり，プラスでも無声破裂音の VOT よりも短い値です。

Q26 音声記号は，実際に観察された音を記録するためのものですか？構音訓練で目標にしている音を音声記号で書いてもいいですか？

音声記号は，言語音を音声学的に表記するための記号です。実際の発話を記録として書き残すときに使用されますが，音声学のテキストでも，それぞれの音についての解説があるように，実現した音声でなくても，音声表記してその音について述べることはできます。構音訓練で目標にしている音は，なるべく音声記号で書く方がいいと考えます。

いくつかの具体的な場面から考えてみましょう。たとえば，口腔機能の巧緻性や速度を評価するオーラル・ディアドコキネシスで，「パ」「タ」「カ」

を言ってもらう課題では，それぞれの単音節を，10 秒のうちに，できるだけ早く産出してもらって，何回言えたか数えるわけですが，このときの「パ」「タ」「カ」は，いわゆる目標音です。産出されたかどうかにかかわらず，これらの目標音を [pa][ta][ka] のように音声記号で書いて問題はないと思います。

ほかにも，自然な声の高さ・大きさで母音をできるだけ長く発声してもらうような母音発声持続課題で目標音を [a] や [i] と書いても十分通じます。

「まだ産出していない音が音素で，実際に産出した音が音声」という区別では，条件異音で現れる音声記号や補助記号をつけた音声記号まで，スラッシュで囲んしまうかもしれません。たとえば，「フシギ」《不思議》という語の産出練習で，/ɸu/，/çi/，/gʲi/ といった書き方はできません。この単語を音声表記すれば [ɸuçigʲi] となり，音素表記すれば /husigi/ となります。文脈によって使い分けましょう。

T先生 ここで，ひとまずＱ＆Ａを区切りましょう。私たちは日々の臨床を記録する立場にありますから，音声表記と音素表記について，日頃から整理する必要があると思います。

普段の生活では，普通の人たちは「音（声）」を聞いても種々の「音声」の違いを聞き取っているわけではありません。ラ行音なら [r][ɾ][l] 等の音声を聞き取らずに，皆一つのラ行音の子音という「音素」/r/ として聞き取っています。

これに対して，私たちが構音障害のある方の音声を聞く場合は，音声学的な違いにも注意を払っています。ある語音として許容されるなら多少の音の違いは捨象して聞く聞き方と，構音器官の動態を観察しながらできるだけ細かく音の違いに注意して聞く聞き方の両方を行っています。そうした聞き取りは，「構音障害のある方にとって産出しやすく，また，相手に伝わりやすい音の出し方」を見つけるのに役立ちます。場合によっては器質的あるいは運動的な制約のために，構音するのが困難な音をもつ方に対して，代償的なやり方を提案することも重要な役割です。

今回は，単音と音素の記述に関する基礎知識を中心に整理しました。扱えなかった重要な概念としては，プロソディーに関すること，音素をさらに弁別素性の束と見る見方，音節構造などが挙げられます。

構音訓練に活かせるよう，音声学，音韻論のテキストを読み返して下さい。

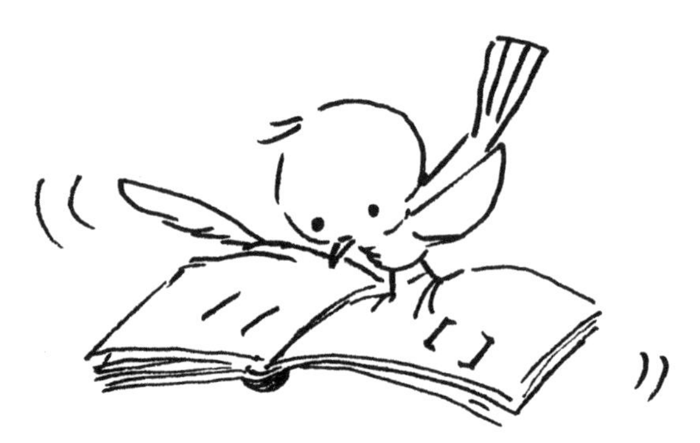

文献

1）J. デュボワ，他(伊藤　晃，他・編訳)：ラルース言語学用語辞典．大修館書店，1980，p407.
2）ロマーン・ヤコブソン(花輪　光・訳)：音と意味についての六章．みすず書房，1977，p110.
3）国際音声学会・編(竹林　滋，他・訳)：国際音声記号ガイドブック．大修館書店，2003.
4）服部四郎：音声学．岩波書店，1984，p55.
5）服部四郎：音声学．岩波書店，1984，p56.
6）構音臨床研究会：新版 構音検査 手引書．千葉テストセンター，2010，p3.
7）構音臨床研究会：新版 構音検査 手引書．千葉テストセンター，2010，p4.
8）斎藤純男：日本語音声学入門，改訂版．三省堂，2006，p84.
9）斎藤純男：日本語音声学入門，改訂版．三省堂，2006，p15.
10）斎藤純男：日本語音声学入門，改訂版．三省堂，2006，p102.
11）窪薗晴夫：音声学・音韻論．くろしお出版，1998，p55.
12）窪薗晴夫：音声学・音韻論．くろしお出版，1998，p34.
13）今泉　敏・編集：言語聴覚士のための基礎知識 音声学・言語学．医学書院，2009，p21.
14）窪薗晴夫：音声学・音韻論．くろしお出版，1998，p38.
15）窪薗晴夫：音声学・音韻論．くろしお出版，1998，p39.
16）阿部雅子：構音障害の臨床．金原出版，2003，p9.
17）斎藤純男：日本語音声学入門，改訂版．三省堂，2006，p35.
18）藤原百合，山本一郎：エレクトロパラトグラフィ(EPG)を用いた口蓋裂術後症例の歯茎音構音動態の分析－「口蓋化構音」は“palatalized”か“retracted”か－．音声言語医学 51：26-31，2010.
19）平田創一郎，他：関西方言話者におけるナゾメータ検査での日本語被検文と鼻咽腔閉鎖機能不全の評価．日本口蓋裂学会雑誌 27：14-23，2002.
20）服部四郎：音声学．岩波書店，1984，p21.

第2章

こんなとき，どう書く？ 現場で取り組む日々の記録

第１章では，「音声表記は記号を[　]で囲み，音素表記は記号を/　/で囲む」というシンプルな決まりごとをもとに使い分けを考えてきました。構音訓練で目標とする音や，それがどのように実現したかといった観察を丁寧に記録することは，立案（PLAN），実施（DO），評価（SEE）を軌道に乗せるための貴重な情報源となります。構音訓練のゴールは，適正音を会話レベルで使いこなすことです。ケースによっては，適正音を出すことが難しい場合も多々あります。その場合も，できるだけ明瞭度を上げ，異常度を下げることで，対象となる方の発話が相手に伝わりやすくなるようなサポートも行います。

構音訓練では，記号では書き表しにくいような音もたくさんあります。そこで第２章では，日々の記録をイメージして，「こんなとき，どう書く？」というテーマで，「音の書き方」に取り組みます。「初回面接直後のケース報告」，「系統的構音訓練の改善経過」といったレポート記録の例をみていきましょう。

山の庵での３人は，だんだんと具体的な記録について話を進めようとしています。途中，目標音をどう書くかということや，音声学的なアプローチと音韻論的なアプローチについても話題になっています。

Aさん T先生，いったい何を書いているのですか？

音韻　田園

T先生 Aさん，これを声に出して読んで，母音の前の「ン」をどうやって発音をしているか話して下さい。

Bさん オンイン，デンエン……，母音の前では鼻音化しているようです。

T先生 じゃあAさん，音声記号で書いてみて下さい。

Aさん できるかな……。とにかくやってみます。

音韻　[oɨ̠̃iɴ]

田園　[deẽ̠ɛ̝̃ɴ]

T先生 よく書き分けましたね。母音の前の撥音は，鼻音化した母音になるのですが，前後の母音の影響を受けますから，自分で発音してみて，舌の動きや形を内省してみることが大切です。これに対して，音素表記をするとこのようになります。ピリオドは，音節の区切りを示すために使われます。

音韻　/oN.iN/

田園　/deN.eN/

Bさん 私たち日本語話者にとって同じ /N/ が，さまざまな音声で発音されているのですね。

T先生 音声表記と音素表記は，書く視点が違うことが，このような例からもわかると思います。

Aさん 私たちが構音訓練をするときの記録について，目標音も実現した音声も，どちらも[　]でいいですか？

T先生 もちろんです。本人の「出したい音」は，私たちの側から言うと「出してほしい音」あるいは「出させたい音」です。これが「目標音」です。その音声を表記するなら[　]で囲みます。

Bさん できれば，観察された音をできるだけ正確に詳しく書きたいのですが，さきほど，Aさんが書いたように，母音に補助記号をつけてまで書き分けるのは難しいです。

T先生 実際には，大切なところを間違わなければ簡略音声表記で十分ですよ。

Bさん それを聞いて少し安心しました。それでも，詳しく書けるような練習は必要ですね。

T先生 そうですね。国際音声記号（IPA）の記号が表す音声を聞いたり，障害音声の教材を聞き取る練習をしたり，方法はいろいろあります。機会あるごとに，複数の人で評価を照合しあうことも，とても大事です。音声記号を丸暗記してあてはめるのではなく，観察や内省を大事にして下さいね。たとえば，無声歯茎摩擦音 [s] と無声歯間摩擦音 [θ] では，前から見たときの舌の形にどんな違いがありますか？

Aさん えーっと，[θ] は平らで [s] は中央が少し凹むような気がします。Bさんはどうですか？

Bさん [θ] の方は，舌の前の方を前歯に押しつけて，平らになっているようです。

T先生 そうそう。そうやって音を出しながら舌の動きや形に注意するのはいいですね。音の違いも聞き分けられるようになります。

Bさん 私は，[θ] でも，/s/ として聞き取ってしまいます。

T先生 日本語の /s/ に [θ] を使用する人はたくさんいます。[θ] が日本語の /s/ に聞こえるのは，おかしいことではありません。構音訓練では [s] を出すために，歯間に舌を置く構えから摩擦操作を行うといった練習をします。

Aさん 学生のころ，「インターデンタルの構え」として練習しました。授業では，自分たちができるようにと，この構えからの摩擦音や破裂音，破擦音などの練習をしました。

T先生 目標音を出すために，代償的な構音点や操作で似た音を作るのは，大事な練習です。一旦聴覚的に目標音に近い音を出してもらってから，その音を維持しつつ適正な構音点や操作に近づけていきます。舌の出方の程度や形状などの絵を書いておくのも工夫の一つです。

日本語には音素 /θ/ はありませんが，英語にはあります。発音するときは，舌と歯の間から出すことに意味があるのではなく，舌に溝を作らずに摩擦音を出すことに意味があります。一方，日本語のサ行音の練習で行う「インターデンタルの構え」は，そこから舌の中央を凹ませるので [θ] とは違います（55ページ参照）。

Aさん 音素が関わってくる着眼点について，もっと教えて下さい。

T先生 たとえば，外国語を学習するときは，日本語の音素体系では区別できなかった音素対立を学んでいきます。それを習得しないと，意味の区別に支障が出ます。母語なら，意識せずに獲得してしまいますが，外国語学習ではそうはいきません。その言語の音素体系に関する知識がないと語彙を増やすこともできません。日本語話者が英語を学ぶときに，区別が難しいとされる英語の音素の /r/ と /l/ でいえば，語学を教える人は，学習者に対して，発音の仕方や聞き取りの仕方などから，その区別を明示してくれます。このときに取り組む目標は，音素 /r/ と音素 /l/ の対立を学ぶこと，といえます。

Bさん 音素間の関係や対立を学ぶということは，外国語の学習に限らず，子どもたちの発達過程にもありますね。1年生の子どもたちは，よく，ラ行とダ行の書き間違いをします。「おこさまらんち」を「おこさまだんち」と書く子もいるし，「かいだん」を「かいらん」と書いたりする子もいます。「らっこ」と「だっこ」が逆になっている子もいます。こうした誤りの背景には，音素レベルでの混乱があるのでしょうか？

T先生 音素レベルがどうなっているか，区別ができているのかを確かめるのは簡単ではありません。ラ行とダ行は，構音点が似ていますし，子どもにとっては，舌の操作も区別が難しいですから間違いやすいペアです。音声的な区別ができないだけかどうか，まず，ラ行音とダ行音を聞いて区別できるかを確かめることになります。

Bさん どうすればわかりますか？

T先生 ミニマル・ペアの出番です。「らっこ」と「だっこ」のように，一音違いで意味が異なるミニマル・ペアをちゃんと区別できるか，つまり，音素 /r/ と音素 /d/ が対立しているか確かめてみましょう。こうした音韻論的な課題につまずきがあれば，音韻論的なアプローチを考えます。一方，十分できていれば，音声学的アプローチで対応できます。

Aさん 構音訓練には，音声学的アプローチと音韻論的アプローチがあって，互いに関連し合っていると習いました。今まで私は，音声学的なアプローチのほうがわかりやすいと感じていました。構音点，構音様式，有声か無声か，口音か鼻音かといった知識をもとに，目標音と誤り音とを比較すれば，立案できるからです。一方，音韻論的アプローチの方は，いったいどんなことなのかなと，思っていました。なるほど，ミニマル・ペアを使うことは，音韻論的なアプローチなのですね。

T先生 はい，付録に手作り課題の作り方を紹介しているので，参考にして下さい。構音障害により深く取り組むためにも，音素に関するさまざまな研究，とらえ方の変遷について学ぶことが大事です。音韻論の専門家の方々ともっと対話していけたらと思っています。

Aさん そうですね。私たちが向き合っている音声置換ひとつとっても，いったいどこの何が置換しているのか，置換というけれど本当に置き換わっているのかどうか，音素レベルではどうなっているのか考えたいです。

T先生 そういう考察を深めるためにも，記録は大事ですね。音声置換について書いてみましょう。音素 /s/ が実現するときに，a,u,e,o の前では [s]，i の前では [ç] となるところ，一貫して [t] が現れた，という場合には，音韻規則の書き方を応用して /s/ → [t]/_V と書くこともできます。音韻規則の書き方というのではなく，音声記号だけを用いて，[s]，[ç] → [t] と書くこともできます。

Bさん 幾通りかの書き方があるわけですね。

T先生 構音検査や訓練で，ある音を出そうとしたらこの音になった，ということなら，[　]をつけずに，そのまま，単音の音声表記で s，ɕ → t と書いてもいいと思います。それから，言語学を専攻している友人から，構音障害の記録の書き方を提案してもらいました。ひとつ試してみましょうか。矢印の左側は，個別言語の音素がどのように音声実現するかを並べて〈　　〉にまとめています。→の右側は，どのように音声実現したか，ということを〈　　〉にまとめるという書き方です。

〈/k/，[k]〉 → 〈/k/，[t]〉

Bさん 見たことがありませんが，今までの話からいえば，こうでしょうか？

〈音素 /k/ は，音声 [k] として実現する〉それが，〈音素 /k/ が，音声 [t] として実現した〉

T先生 そういうことです。

Bさん 「キ」だけが「チ」になっている場合はどうなりますか？

T先生 こうなります。

〈/k/，$[k^j]$/_i〉 → 〈/k/，[tɕ]/_i〉

Bさん 後続母音の違いを表せるところがいいですね。慣れたら私でも書けそうです。

Aさん たしかに，並べて書くというのはアイデアですね。「シ」音だけが「チ」音に変わるような場合を，やってみてもいいですか？

〈/s/，[ɕ]/_i〉 → 〈/s/，[tɕ]/_i〉

Aさん T 先生，書けました！

T先生 臨床の現場で書きやすいか，また読み手にとってわかりやすいかどうか，使ってみようと思っています。

Aさん 構音訓練で起きたことを記録するには，まだまだ工夫が必要ですね。

T先生 まずは，私たちに書ける範囲で「こんなとき，どう書く？」を合いことばに書き方の整理に進みましょう！ レポート A では，構音訓練での特徴的な音の書き方について考えます。次に，レポート B では，ケース会議を想定して，初回面接で，音声置換や省略がみられたケースの報告を手短に記録して，どういう方針が立つか検討します。たくさんの文脈を用いて「音声」か「音素」かという判断についてみていきましょう。さらに，レポートCでは，系統的構音訓練の改善経過の記録をみていきます。各段階のPLAN（立案）－DO（実施）－SEE（評価）について記録しています。「文脈によって判断する」とはどういうことか，整理しましょう。

レポート A

「こんなとき，どう書く?」～構音訓練での音の書き方～

「構音類似運動や，産出訓練で誘導される音」のなかには，音声記号では書き表せないものもたくさんあります。構音訓練では，目標となる音声を出すために，発声発語器官の動きを利用しながら，近い音を代償的に作ることがあります。また，使いこなせていない構音操作を習得するために，操作そのものが強調されることがしばしばあります。舌出し母音，ハミング，口唇を閉じて頬を膨らませたあとに出す破裂音，うがい，咳払い，強調されたはじき音，インターデンタルの構えからの摩擦音および破裂音など，音声記号で書くことが難しいものもあります。このように私たちが書きたい現象は，音声記号や音素記号では，書きにくいものも多くありますが，借用できるものや工夫しながらの記録についてみていきましょう。

(1) 母音，子音を表す記号－Vowel（母音）のV，Consonant（子音）のC

母音は，Vowelの頭文字V，子音はConsonantの頭文字Cと書けます。単音，単音節を表すことができます。たとえば，出せなかった[s]が出せるようになって，後続母音に[a]をつなげて，単音節[sa]を産出するような場面があるとします。系統的構音訓練では，単音レベルの段階から，単音節レベルの段階に進むところです。記録では，「Cから，CVに進む」と書けます。単音節で出せるようになったら，さまざまな音節と組み合わせた反復練習をします。この連続音節レベルでは，母音と組み合わせたり，間違いにくい音節と組み合わせたり，今まで間違っていた音節と組み合わせるなど，定着をはかります。こうした連続音節レベルの課題であることを示すために，「V+CV，CV+CV」と書くこともあります。このように，

V，CV を使って，系統的構音訓練の単音レベル，単音節レベル，連続音節レベルなど，どこの段階を行っているか書くことができます。

(2) 長さの表現

「シ」が「チ」に置き換わっているようなケースに対して，子音部分 [tɕ] を持続させることで，摩擦音 [ɕ] を強化するという訓練方法があります。このときは「長く持続する」ということを書かなければなりません。IPA の補助記号の超分節要素には，「長い」を表す [ː] という記号があり，訓練の記録で，この記号を用いることがあります。

モデル音は時間的にもずいぶん長い持続音になるはずで，[ɕː] と書くより，[ɕːːːː] のように記号をいくつも連ねて書くほうが，実際の出来事に近いと思われます。音声学ではあまりこうした表現はしないと思いますが，私たちが構音訓練を行うときの実感としてよく理解できる書き方です。

(3) 大きさの表現

訓練場面では，こちらの呈示音の大きさも重要な情報なので，記号の大きさを変えて表すこともあります。正式な書き方ではないかもしれませんが，日々の記録の工夫の一つといえるでしょう。たとえば，舌と歯茎の接触による [t] をだんだん小さく取り除いていくときに，

[tɕːːːː] [tɕːːːː] [tɕːːːː] のように書くようなこともあります。

(4) 記号の借用　インターデンタル（歯間）の構え　音声記号 [θ]

インターデンタル（歯間）の構えというのは，構音訓練で摩擦操作や破裂操作をしてもらうときに，舌を平らにして歯の間から出すことをいいます。そのため，構音点は前歯と前舌面となります。構音訓練場面では，舌を出す程度もさまざまです。この構えで行う摩擦音は，歯と舌端とで摩擦音を作り，わずかに歯の間から舌端が見えているくらいなら，歯間摩擦音 [θ][ð] があてはまります。ただし，舌を下唇に乗せるくらい出すことも

あれば，さらにしっかり下唇よりも前に出すこともあり，[θ][ð] で表せる範囲を超えることもよくあります。こうしたさまざまな程度も含めてインターデンタルの構えからの摩擦音を [θ][ð] で書くのは，便宜的な借用です。無声音 [θ] を借用することが多いです。実際の舌の出し方などを記録しておくといいでしょう。ちなみに，[t] の下に補助記号 ̼ をつけた「舌唇破裂音」というものがありますが，これは，上唇と舌端とで作る破裂音で，両唇破裂音のように聞こえます。前歯と舌でつくる破裂音は [t̪] と書きます。インターデンタルの構えから [t̼] や [t̪] などの音を作るという働きかけは，舌尖の動きが少なく中舌から後方で音を作る傾向が強いケースに対して，舌前方で音を作ることを促すのに有効な手立てです。

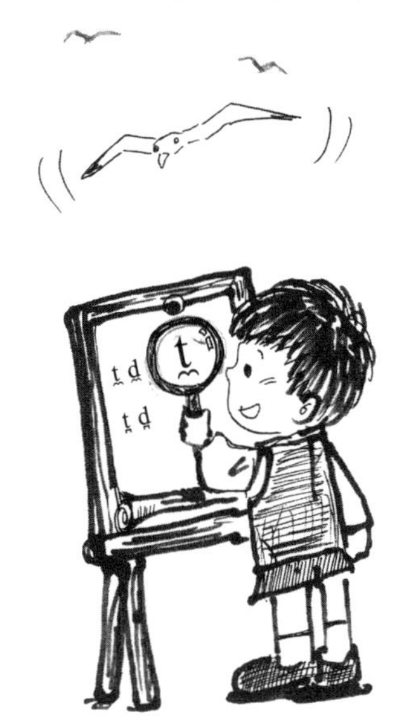

(5) 開口した「ン」

開口した状態で「ン」を言ってもらうと，軟口蓋と奥舌による閉鎖が作られやすくなります。[k][g] など軟口蓋破裂音の産出課題で使われます。このやり方で産出される「軟口蓋鼻音」の [ŋ] に近い音にゆっくりと母音をつないでいきます。開口状態なので，母音のなかでは [a] とつなげるのが出しやすいようです。こうやって誘導される音節は鼻音化しているため，[ga] より [ŋa] と書くのが適当です。

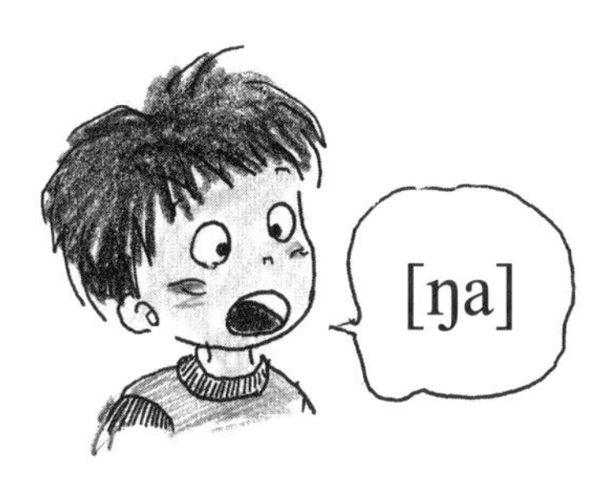

(6)「硬口蓋化」の補助記号 [ʲ]

日本語のカ行音，ガ行音は，[k][g] で表現されますが，音声学的にみれば，後続母音によって構音点が異なることが知られています。特に「キ」は，構音点が硬口蓋方向に前方移動します。「ケ」にも若干その傾向があります。日本語音の「キ」には，[kʲi] のように「硬口蓋化」の補助記号が用いられます。構音点が硬口蓋にある音を除き，ほとんどの日本語音のイ列音は硬口蓋化がみられます。カナ文字で小さな「ャ」「ュ」「ョ」をつけて表す拗音に対してもこの記号を用います。補助記号を使わず「キャ」「キュ」「キョ」を [kja][kju][kjo] のように書くこともあります。

(7) 出せている音節の母音を少しずつ変えて別の音節を導くときの過渡的な音

出せている音節に着目し，後続母音を変化させることで別の音節を導くことができます。この方法は，それぞれの母音の声道の形状を意識しながら，うまくモデル音を呈示することによって，効果が上がります。たとえば [su] が出せるなら [sa][se][so] も出せるだろうと考えます。音声記号で書くと，[su:::][su:::a][sua][sua:::][sa:::] といったモデル呈示音を模倣してもらいながら，[sa] という単音節を作るというやり方です。カ行音で，「キ」だけが出せないというケースには，同じように，[ku:::][ku:::i][kui][kui:::][ki:::] といったモデル呈示音を用いてだんだん目標音に近づけていきます。[k] の構音点を利用していますので，出始めの頃は，$[k^j i]$ ではなく，[ki] のような音節になりやすいです。このように過渡的な音については，どのようなモデル呈示音だったかを書いたり，それに対する反応がどんな音声だったか書いておけば，目標音に接近する過程がわかり，次の立案の手がかりになります。

(8) 誤りが起きる語の特定の位置を表記するには

一貫した音声置換とは違い，語頭か，語中・語尾か，という位置の違いによって，出せたり出せなかったりするケースがあります。語頭の位置を表すには，語の境界を示すのに＃を使うことがありますので，この記号を借りるとすれば，たとえば，r が，語頭で d に代わるという場合は，次のように書けます。

r → d/ ＃ _V

語頭以外では，d が r に置換することに対しては次のような借用もできます。

d → r/V _V

r の前に子音が来ることはないので V としましたが，確認されたデータが特定の母音の後や間で起きるのであれば，その音を書いておくと特徴がわかります。たとえば，a の後で起きて，ラ行のどの音節でもみられるとしたら，次のように書いてもいいでしょう。

d → r/a _V

(9) 日本語のラ行音

日本語のラ行音の子音については，[r]（有声・歯茎・ふるえ音（巻き舌音））ではなく，[ɾ]（有声・歯茎・はじき音）のほうが近いといわれてます。ただし，[ɾ] は，語頭には現れず母音間で現れます。語頭のラ行音は，東京方言では，語頭の「ラ」「ロ」などは，[l]（有声・歯茎・側面接近音）になることも多いとされます。語頭のラ行子音は，「はじき音」ではなく，[d] の閉鎖の弱音化したものに近いようです。

このように，日本語の語音として，語頭には，[l]，[d] の閉鎖の弱音化，語中では [ɾ]，などがあらわれます。自分でラ行音を語頭や語中で言って確かめて下さい。[r]（ふるえ音）は，舌端と歯茎で瞬間的な閉鎖を繰り返し，[ɾ]（はじき音）は，1回だけ瞬間的な閉鎖を行うという違いがあります。[r]（ふるえ音）は東京下町方言・大阪方言でも結構聞かれます。構音障害の参考書などでは，ラ行音の記号として慣用的に使われている [r] を用いると解説されているものも多くあります。音素レベルの記述をするときには /r/ が用いられています。

「ラ」と「ダ」などの対比をさせる場合に，[d] との違いを強調するために，舌先を歯茎に接触させたまま，発声をしつつ，ゆっくりと舌を弾きおろすように促すとラ行に近い音の産出ができます。舌先を歯茎にしっかり当てたまま口を開くような動きは，おおげさに [l] を言おうとしているときに似ています。訓練場面では，[d] よりも長い閉鎖を作った方が，ラ行音に近い音が出しやすいという感覚があるはずです。瞬間的な閉鎖というより，持続的な閉鎖を作ったうえで弾きの操作をする練習を記述するときには，1回だけの瞬間的な破裂である [ɾ] ではうまく伝えることができないように思います。このように，/r/ に聞こえる音声にはさまざまな出し方がありますので，実際に観察された音がどのような構音運動だったかという情報を残すようにします。

（10）舌出し母音

「舌の過度な緊張を取って母音を安定させる」ために，舌を出したままの状態を保つ，舌を出したまま呼気を出す，舌を出したまま声を出す，という流れの練習があります。舌を出したままで発声を促すと，日本語音のどの母音にも同定されないようなあいまいな音になります。舌出しの状態で産出する母音（舌出し母音）に該当する母音記号はありません。

Aさん [ə] という記号は使えませんか？

T先生 [ə] という記号は，IPA の非円唇・中舌・中央母音を表す場合と，各言語で曖昧母音と呼ばれる特徴のない中性的な母音を表す場合があります。シュワーと呼ばれます。練習時に出される舌出し母音は聞こえ方が曖昧なので，曖昧母音の記号を使いたくなるかもしれませんが，構音訓練で促されるような舌出し母音は特殊なので，[ə] という記号にはあたらないと思います。英語の語学学習では，[ə] の出し方，使われ方などの教示方法がさまざまな形で情報提供されています。舌の動かし方など構音訓練にも役立ちますので，A さんもぜひ調べて，シュワーの達人になって下さい。

Aさん [əːːː]。

（11）[m] 産出のために行うハミング

ハミングは，「口を閉じ，声を鼻に抜いて旋律を歌うこと」で，いわば鼻歌です。発声発語障害の，音声障害の治療にも活用されています。音の高低を作り出すときにも使われますが，音の高低を利用して，会話らしいプロソディーでハミングすることで，発話しやすくするといった手立てとしても活用されています。

Aさん ハミングの課題で産出される音に音声記号の [m] を使ってもいいですか？

T先生 問題ないと思います。音程については，高低だけなら，アクセント記号が使えると思いますが，本当に旋律のある鼻歌を歌う場合だと，記号だけでは間に合いません。その旋律が発話の観察や訓練の効果をみるために重要な情報なら，曲名や旋律を書いておくといいでしょう。ところで A さん，[m] が [b] に置き換わるといった２つの音の区別がつきにくいという相談ケースには，どんなタイプがありますか？

Aさん まず，鼻づまりやアデノイドといった共鳴に影響が出る要因があって閉鼻声になっている場合，なんらかの要因で両唇での閉鎖ができない場合，それから，聴覚障害があって語音弁別が困難な場合，あとは，特定される原因がなく誤学習している場合，などでしょうか。

T先生 はい。共鳴の問題からくる閉鼻声は，要因への対処をすれば自ずと [m] は出せるようになります。[m:::] は発音可能ですが，[b:::] は口腔内に呼気がいっぱいになり，声帯が振動しなくなります。こうした対比は，音の区別に役立ちます。両唇閉鎖ができない器質的な形態の問題がある場合には，上の前歯と下唇で閉鎖を作って，代償的に /m/ に聞こえる音を作ることができます。聴覚の問題がある場合は，[m] と [b] は，口型が同じに見えるために弁別困難なペアといえます。区別するためには，触覚的な手がかりがよく用いられます。「マ」と「バ」を区別するために，鼻梁部位に指をあてて [m:::] では振動が感じてもらい，その産出を保ちながら，母音 [a] につなげることで，[ma] が産出できるようになります。[ma] と [ba] をそのように鼻に抜かして響かせるか，響かせないか，という対比に気づいてもらうことは，難聴のお子さんたちの音韻発達を促す上でとても重要です（第３章 エピソード7 参照）。

（12）[p] につながる口唇を閉じて頬を膨らませたあとに出す破裂音

実際の発話では，訓練で用いられるほど強調した音は使用されませんが，口唇破裂音というよりも，帯気音のほうに近いと思います。記号で書く場合には，[p^h] と書けます。

口唇の筋肉が低緊張である場合に，口唇をしっかりと閉じて破裂操作をすることは効果的な練習になりますし，異常構音の声門破裂音を除去する場合にも用いられます。[p^h] の練習から [p] を引き出すことができます。[p] が出せれば [b] を引き出すこともできます。

（13）[k][g] につながる「うがい」，「咳払い」

うがいや咳払いは，音声障害の治療方法としても活用されます。構音訓練では，軟口蓋破裂音が出せない場合の類似運動として利用されます。口蓋垂ふるえ音 [ʀ] は，「うがい」をだんだん水なしにして練習すると出せるようになる音です。「咳払い」には，該当する音声記号はありませんので「咳払い」と書けばいいと思います。

（14）スポットの位置

スポットの位置というのは，安静時に舌端が接触している上の前歯の歯茎のあたりの位置をいいます。その位置に舌を置いたり，その位置で舌を吸い付けるような状態にして，開口したまま，ちょうど舌小帯がピンとはるくらいの状態をキープするような舌運動は，舌尖の機能向上につながる重要な練習です。

IPA の表でみると，[t] は構音点の範囲が歯～歯茎～硬口蓋と，広く取られています。歯茎破裂音ということで，[t] は舌の先の方だけが歯茎に接触して出すように思うかもしれませんが接触している範囲は個人差が大きいと思われます。舌尖は，舌を前に長く伸ばした場合にその尖端になる部分です。舌尖のすぐ後ろの舌の上面を舌端といいます[1)]。舌尖と舌端をあわせて舌先とする分類[2)]もあります。日頃から，自分が使用している [t] を観察したり，他の人の [t] を観察させてもらうことで，日本語音 /t/ として同定されるような音を作る舌運動への理解を深めましょう。

（15）通常の構音とは区別される歪み音 △

音声置換や省略に比べ，歪み音は，さらに記述が難しい音です。音声置換に聞こえる音であっても，よく聞くと，まったく別の音に同定されるような音とはいえないこともあります。第 1 章の **Q17** で触れたように，音声学では「歪み音」という考えはありませんが，構音障害の臨床には欠かせない概念です。音の歪みは，主に聴覚判定によるものですが，即時に書き留めることが難しいことも少なくありません。録音をして聞き直すといいでしょう。また，視覚的に動態確認をすることができる器機があれば，構音動作がわかります。聞こえた印象と実際の舌運動や口蓋との接触の位置などがずれていることもあります。聴覚判定の精度を上げるには，複数の耳で，音声を聞き直して，照合する取り組みが必要です。そうした器機がない場合でも，文献や研修会などで構音動態に関する情報を集めるようにしましょう。

鼻漏出による共鳴の異常の影響により子音に歪みが生じる場合と，異常構音になる場合があります。これらのどちらにも属さないような発話全体の不明瞭さもみられます。音声記号で表記しにくい歪みとしてとらえられます。通常はその音に△を記し，どのように聞こえたかを記述することになっています（例：[u△s agi]）。

(16) 共鳴の異常（鼻漏出）による子音の歪み

鼻漏出など共鳴の異常によって子音が歪みを伴うことがあります。子音は，構音点，構音様式は正しくても鼻音化したようなはっきりしない音になります。こうした共鳴の異常の影響は，もともとの共鳴の問題が解消されれば解消されると考えられます。子音が歪んだように聞こえる主な特徴が鼻音化である場合には，その子音に鼻音化の補助記号 ˜ をつけます。鼻音化だけではない場合には△を記し，聞こえた印象を観察に基づいて書いて下さい。

(17) 異常構音の書き方

異常構音の中には，IPA の記号を借用できるものがあります。記号があるのは，その記号が異常構音ではなく用いられている言語があるためです。記号がない場合は歪みを示す△を書いて詳細を書き添えたり，下線を引いてどの音に近いか書くようにしましょう。構音検査の結果の書き方は，手引書等の記載例に従って下さい。以下（18）～（22）で見ていきます。

（18）側音化構音

側音化構音は，呼気が側方に偏り頬と臼歯との隙間を通るような歪み音で，イ列に多くみられます。シ，チが，ヒ，キのように，ジ，リ，ニなどがギに近い歪み音に聞こえることがあります。このような，ヒ，キ，ギに近い歪み音と，[çi][k^{j}i][g^{j}i] とは，聞こえは似ていても異なる音です。第1章 **Q22** も参照して下さい。呼気の流れの偏りや構音点が正中線からずれていることから，適切に表現できる音声記号はありません。構音検査の記録は，その検査の記載例に従ってください。日々の構音訓練では，目標語の音声記号を書いて，側音化構音とみなされる歪みが生じている音に△をつけて，どのような音になっていたか書き込むようにします。

例）しちひきのこやぎ

△ɕi△tɕiçik^{j}ino kojag^{j}i

（△ɕは ç に近い歪み，△tɕ は k^{j} に近い歪み）

（19）口蓋化構音

口蓋化構音は，舌背が盛り上がって作られる音です。この現象に対する適切な音声記号はありません。主な現象として，歯音・歯茎音の構音点が後方に移動して，もともと出そうとしていた音に比べると，口腔内にこもったような響きがあります。構音点に関する観察や聴覚的な印象などが重要な情報となります。視覚的に見ることができるエレクトロパラトグラフがあれば，構音点に関する重要な情報を得ることができます。記録の仕方は，△をつけて，手引書などの記載例に従います。構音障害の臨床では，「口蓋化構音」palartarized articularion と，音声学の palatarization とは異なります。音声学の口蓋化（硬口蓋化，軟口蓋化）の説明は，第1章 **Q23** にあります。

(20) 声門破裂音

声門破裂音についての説明は，第1章 Q19，Q20 をご参照下さい。IPAには，声門破裂音に [ʔ] という記号があります。異常構音ではなく，声門破裂音を音素にもつ言語はたくさんあります。異常構音の声門破裂音を記述するときも，[ʔ] が使用されます。

(21) 鼻咽腔構音

軟口蓋と咽頭後壁で作られ，呼気は鼻腔から流出します。「ン・クン」に近い歪み音です。音声記号がありません。該当する音に△をつけて鼻咽腔構音であることを書くようにします。

(22) 咽頭摩擦音，咽頭破裂音

咽頭摩擦音は，舌根部または喉頭蓋と咽頭後壁で作られる摩擦音です。IPAでは，咽頭摩擦音は無声，有声の順に，[ħ]，[ʕ] という記号で表されます。異常構音ではなく，これらの音を用いる言語もあります。異常構音の場合にも使用されます。咽頭破裂音は，舌根部または喉頭蓋と咽頭後壁で作られる破裂音です。この音に該当する記号はありません。

(23) 特定の単音の誤りとは区別される誤りについて

「音韻発達が未熟な段階」では，単音レベルで特定の音ができないという誤りとは違うタイプの誤りがみられます。語や慣用表現を子どもが表出しているのを聞くと，音節などが脱落していたり，語内の音の配列が誤っていたり，語内に含まれる音の特徴が近くの音に影響を与えているような現象がみられます。子どもどのたちのつぶやきが収録された『ママ，あのね。子どものつぶやき』[3]に，

「ママ，おまゆげは？」（お土産だった）（3歳）

というかわいらしい発話がありました。「おみやげ」[omijage] と「おまゆ

げ」[omajuge] では，子音はあっていて母音が異なっています。「まゆげ」という語の音の配列に似ていることから，覚え間違えたのかも知れません。

子どもが，野球の「バッター」を「バッチャー」と言っているのを聞くと，[t] が [tɕ] に置換しているようですが，同書[4]に，

「野球は，ピッチャーと キャッチャーと バッチャーがいるんだよ」(6 歳)

という発話が紹介されていました。この子どもの場合は，音の置換ではなさそうです。「チャー」を形態素ととらえて複合語を作ったのかもしれません。子どもの発話にみられる音の誤りには，このように，分節音の誤りとは区別されるものがあるので，よく観察しましょう。構音検査の単語検査でこうした現象がみられたときは，「省略」「置換」「歪み」「異常構音」といった分析とは別に記録しておく必要があります。単音レベルでの誤りとは区別される誤りについて，『新版 構音検査』の手引書[5]では「語の配列の誤り」と説明されています。「音位転換」，「音の同化」，「音節の脱落」，「音の付加」などが挙げられています。書き方としては，単語を音声記号で書いて，矢印でどうなったかを書き，現象を文章で記録するように示されています。

(24) 音位転換 (metathesis)，および音節の入れ替え

音位転換は，同一語の中にある音や音節が入れ替わって表出される現象です。構音検査では，よくポケット [poketto] が，[potekko] となるような例が挙げられます。またこうした入れ替えは，音節あるいはモーラ単位でみられる場合があります。例えば，「がくふ」を「がふく」，「エベレスト」を「エレベスト」と言ったりする現象です。子どもの言い間違いに限らず，音位転換は，「アラタシ」(新たし) が「アタラシイ」となるといった現象にもみられ，語彙として定着することもあります。日常的にも「コミュニケーション」が「コミニュケーション」となったり，「シミュレーション」が「シュミレーション」となる現象もあります。置き換わっている音と音

を半弧型の曲線矢印で結ぶように書くことがあります。

gakuɸu（音節の入れ替え）

※子音の入れ替えとすれば，gakuɸu

(25) 同化（assimilation）および異化（dissimilation）

語の中にある音が同じ語内の音に影響されて，同じ音になる現象です。全く同じ音ではなくても一部の性質を共通する場合もあります。同化の例はたくさんあります。「たまごやき」が「たまもやき」になっているのは，語の前方にある音節の子音が，後ろの音節の子音に影響したためでしょう。「スパゲッティ」が「スパベッティ」になっているのは，[pa] の子音が両唇音であるために [ge] が [be] という両唇音になったと考えられます。こうした同化は順行同化といわれます。

「ゆきだるま」が「ゆきらるま」，「はらっぱ」が「ぱらっぱ」，「へりこぷたー」が「へりぽぷたー」になったりするのは，語内で後方にある子音に前方の子音が同化した例です。逆行同化といわれます。書き方の工夫としては，目標語を音声表記し，同化が起きた音に下線を引いて変化した音を書き，影響を与えたと思われる音に下線を引いておけばわかります。音声置換と間違えないように気をつけましょう。

jukʲidaruma　　harappa　　herikoputa:
　　r　　　　　p　　　　　　p

なお，同化とは反対の異化（dissimilation）という現象があります。同じ音，あるいは調音上類似している音が1語の中にあるとき，一方が別の音に変わることを言います。辞書では「七日（なនか）」が（なのか）になる例が紹介されています。

T先生 構音訓練場面で同化はよく経験しますが，異化として判断されるような例はみかけません。私が気づいていないだけかも知れないので，もっと観察していきたいと思っています。見かけたら教えて下さい。

（26）音節の脱落

幼い子どもが，母親に促されて，「どういたしまして」と言おうとして，「どいたまって」のように言っていたのを聞いたことがあります。また「ありがとー」が「あーと」，「いただきます」が「いたます」，「おはよう」が「あよ」のようになっていることもあります。こうした現象は，音節の脱落と見なされます。伝えたい内容も気持ちも十分でありながら，発話が不明瞭で伝わらないという相談は，日々，多く経験すると思います。音節の脱落だけでなく，さまざまな音変化を伴うことで構音が不明瞭になることがあります。

T先生 中学生のダウン症の女の子の構音訓練を受け持っていたときに，伝えたいことを考えて発表してもらったところ，楽しそうに伝えてくれた発話が，[kasato][ittaides] のように聞こえました。よく聞くと，大好きなアイドルの「コンサートに行きたいです」という内容でした。「カサト」が「コンサート」だとわかるのに時間がかかりました。

[koɨ̃saːto] → [kasato]

「コン」が「カ」に聞こえたのは，撥音に相当する動きが省略されたのと，後続する [sa] の母音 [a] に逆行同化したためと考えられました。

[ikʲitaidesů] → [ittaides]

[kʲi] が十分構音されずに，促音のように聞こえたのは，後続する [ta] に影響されたためと考えられました。

そこで，「せっかくだから，コンサートってしっかり言う練習をしてみようか」と誘ったところ，大好きなアイドルのために目標を共有してくれて，その語を丁寧に構音する練習にも応じてくれました。仕上げのショートスピーチでは，明瞭にそのフレーズを話してくれて，本人も聞き手も笑顔でした。このような経験から，単音，単音節レベルでの明瞭度を上げるアプローチだけでなく，語や句のレベルでの意味を意識しながら，かつ構音に対する注意も払うようなアプローチも大事だと思いました。

B さん たしかに，音の練習だけでは会話が明瞭にならない子どもたちがいるように思います。伝えたい内容と構音への意識が両立するようにサポートしていきたいです。

（27）音の付加

構音検査では，ポケット [poketto] が [potoketto] となったりする例が時々みられます。「はらぺこあおむし」のことが「はらこぺこあおむし」となったりするものその例だと思います。

A さん 「おあつまり」を「おあつまつり」といっていたお子さんがいました。これも付加でしょうか？

T 先生 **音節あるいはモーラの付加といえそうですね。**

A さん 幼稚園で参加した「ひなまつり」がとても楽かったそうです。

T 先生 **なるほど。「まつり」という形態素から複合語を形成しようとしているようでもありますね。子どもたちの語の配列の誤りについては，分節音の誤りとは違う視点からみることが大切ですね。**

レポート B 「こんなとき，どう書く?」 ～初回面接のケース報告を簡潔に書いてみよう～

初回面接で，音声置換や省略の誤りがみられる子どもについての報告を受けて，検査結果，問題点，方針，短期目標について簡潔にまとめる練習です。発達途上では，異常構音や歪みを別にすると，音声置換，省略などの誤りがよくみられます。これらは，従来よりいくつかの代表的なタイプがあることが知られています[6]。大別すると，「摩擦操作の誤り」「構音点の前方への移動」「はじき音の誤り」「構音点の後方への移動」および「構音点のズレによる誤り」というように分けられます。それぞれの特徴的な報告とそれを簡潔に書く記録を練習しましょう。共通項目は以下の通りです。

検査結果：目標音がどのように産出されたかについて，[ ]も/ /も使わずに簡略表記の音声記号を用いました。母音の音声表記も，精密表記ではありません。音韻規則を表すときの形式を参考に，→を使いました。どの音の前でそうなるのかという音環境を示すために，/_を使用しました。多くの音声置換は，この書き方で書けます。

問題点：音声学的な表現を用いました。

方針：問題点の解消するためになにを目指すかを書いています。問題点と方針はセットになっています。

短期目標：系統的構音訓練の各段階のどこを目指すのか書くといいでしょう。具体的な目標音声を挙げる場合は，[ ]で囲んで音声表記をしています。

PLAN：どうやって短期目標を達成するかを書いています。手立てを書くことで，訓練内容が明確になります。実際の記録では，ケースに応じた教材や，ストロー，舌圧子，鏡，スプレー，ガム，その他，道具を準備する場合は，そのことも書いておくといいでしょう。

ケース報告(1)　摩擦操作の誤り①

「サ行がタ行になっている」という主訴の6歳のお子さんです。構音検査をしたところ，無声・歯茎・摩擦音，および，無声・歯茎硬口蓋・摩擦音が一貫して無声・歯茎・破裂音に置換していて，サ行音が「タ，ティ，トゥ，テ，ト」といった音に聞こえました。そこで，目標音を無声・歯茎・摩擦音と無声・歯茎硬口蓋・摩擦音に定めました。導入としては，舌尖を歯茎につけないように，「狭め」を作って正中線から呼気を出すようにする構音類似運動から始めて，単音レベルで，[s][ɕ]のどちらかに近い持続的な摩擦音を出せるように取り組みます。

〈記録の例〉

検査結果	s → t/_a, u, e, o　　ɕ → t/_i （または s, ɕ → t）
問題点	無声歯茎摩擦音，無声歯茎硬口蓋摩擦音の破裂音化
方針	舌尖での破裂操作をせずに，「狭め」から摩擦音を作る
短期目標	構音類似運動から単音レベル [s][ɕ]
PLAN	構音点を位置づける方法で摩擦音を促す

T先生 構音検査の詳しい結果は，検査用紙のまとめにしっかり記入して下さい。ケース会議などで担当の方が，このような口頭報告をしたときに，「記録の例」のように書き留めることができたら，情報が共有されますし，次に何をすればよいかわかります。A さん，なにか気づいた点は

ありますか？

Aさん サ行がタ行に置換しているという相談ですが，タ行音なら，[tɕi][tɕu] のように，破擦音化するはずですが，このケースは，[ti][tu] のように，破擦音化していません。タチツテトではなく，タティトゥテトになっています。ということは，主訴ではサ行がタ行に置き換わっているとのことですが，実は別の音を出そうとしているのではないでしょうか？ 音声レベルでの対立が失われているようでも，音素レベルでは，/s/ と /t/ の対立は知っているのかな，と考えることはできませんか？

T先生 音素レベルでの対立はわかっているけれど，音声レベルで対立が失われているのかどうか注意深く考察する必要があります。構音訓練に参加できる年齢の子どもたちの音素レベルでの対立を確認する必要性があるというと，そもそもその年齢で音素レベルの対立がわかっていないことがあるのですか？ と疑問視されたことがあります。たしかに，4～5歳の子どもたちは，音素レベルの対立がわかっていると考えるのが自然かもしれませんが，現象として音声レベルでの対立が失われている以上，それを確認することは大事なことです。Aさんの考察のように後続母音に注意してモーラ単位で観察すると，破擦音化する系列としない系列があることがわかります。こういう観察があると，音素レベルでの対立はあるといえそうだ，ということになります。音声現象の観察に基づき，目には見えない音素レベルを考察することは大事なことではないでしょうか。また，自分が出しているつもりの音が聞き手には違って聞こえている場合に，自分ではどのように語音弁別しているのかについても着目する必要があります。このことは，第3章で詳しく見ていきます。

ケース報告(2)　摩擦操作の誤り②

サ行音がうまく出せず，「チャ，チ，チュ，チェ，チョ」になっているという5歳のお子さんの相談がありました。検査の結果では，全ての母音に先立つときに，摩擦音の構音様式が破擦音化していました。それから，「チ」以外の音節では，構音点が硬口蓋方向にずれていました。まずは，構音点が正しい「チ」を利用して，子音部分を引き延ばしてもらうことで，破擦音に含まれる摩擦音を持続させ，母音「イ」につなげて音節「シ」を形成するところから始めてみます。

〈記録の例〉

検査結果	s, ɕ → tɕ/_V
問題点	[s][ɕ] の破擦音化。[i] 以外の音節で，構音点が硬口蓋方向に移動
方針	破擦音化した音を摩擦音にする，構音点のズレを修正する
短期目標	単音節 [ɕi]
PLAN	[tɕi] の子音部分 [tɕ] を持続させた ɕ:::: を利用し，[ɕi] を形成する

T先生 破擦音が破裂と摩擦とで構音される点に着目し，破擦音の子音を持続させて，摩擦音の要素を取り出すアプローチです。検査結果は，sとɕがV（母音）の前で，tɕになる，と記録していますが，① s → tɕ/_a,u,e,o ② ɕ → tɕ/_i と書くこともできます。

こうすると，①では構音点も構音様式も異なりますが，②では，構音様式のみが異なることがわかります。訓練音の選択では②からやってみよう，という判断になるかもしれません。また，tɕ から t を除けば，ɕ になるというのは，記号から方針が立つ例，ともいえます。このように表記の仕方は，一つとは限りません。いろいろな書き方を工夫して下さい。記号からアイデアがうかぶこともありますね。

ケース報告(3)　摩擦操作の誤り③（省略に聞こえる例）

「ハ行音が母音だけになっている」という相談のあった4歳のケースです。日常会話でも「オハヨウ」が「オアヨウ」,「ハヤクハヤク」が「アヤクアヤク」のようになるという報告もありました。構音検査では,「ハサミ，ゴハン，ヒコーキ，フーセン」などが,「アサミ，ゴアン，イコーキ，ウーセン」のように，ハ行子音の省略が確認されました。ただし，よく聞くとなんらかの摩擦操作をしているような様子もみられ，注意深く観察する必要があると思います。呼気の摩擦操作をしっかり行うようにして，単音節の産出に繋げたいと思います。

〈記録の例〉

検査結果	h，ɸ，ç 省略
問題点	声門，硬口蓋，口唇での摩擦操作の省略 あるいは，有声音に挟まれることにより [h] が [ɦ] に近い音として出されている
方針	それぞれの位置での摩擦操作を確実に行い，母音とつなげて音節を形成する
短期目標	単音節 [he]，[ɸu]，[çi]

T先生 摩擦操作の誤りとして，ハ行音に関する相談の例を挙げてみました。日本語のハ行音は，ある程度の精密さでは ha，çi，ɸu，he，ho と音声表記されます。ただし個人差があって，必ずしもこの通りではなく，他の音声記号で表される音もあります。[h]，[χ]，母音間で [ɦ]，[ç]，[x^j]，[h^j]，[ɸ]，[x] など，後続母音によっていろいろな音が現れます。よく観察すると,「エ」だけが口腔内の中央に近い位置を保って舌面と摩擦を起こさず喉頭の摩擦音 [h] になり，他の母音の前では口腔内で摩

擦を起こしているという音声学な解説もあります。どこで摩擦をしているか自分自身でよく確かめてみましょう。それから，単純な音声の省略ではなく，出そうとしていても弱まっているのかも知れません。また，異常構音の声門破裂音によって母音だけのように聞こえていることもあります。これは省略に聞こえる場合とは違い，喉を詰めたような間が生じます。どちらも見落とさないようにしましょう。

ケース報告(4)　構音点の前方への移動①

カ行やガ行が，タ行やダ行になっているという主訴で相談があった6歳のお子さんについて報告します。カ行音，ガ行音が「タ，ティ，トゥ，テ，ト」「ダ，ディ，ドゥ，デ，ド」と聞こえました。単語検査でも音節復唱検査でも，全ての母音の前で軟口蓋破裂音が歯茎破裂音に置換していました。問題点を構音点の前方への移動ととらえ，舌尖と歯茎での破裂ではなく，奥舌と軟口蓋での破裂になるよう，構音点を口腔の後方に下げたいと考えます。舌圧子を用いるか，開口して「ン」と言わせながら母音を後続させる方法で，「カ」または「ガ」の産出を目標にします。

〈記録の例〉

検査結果	k, g → t, d
問題点	破裂操作をする構音点が軟口蓋から歯茎あたりまで前方に移動（構音点の前方への移動）
方針	軟口蓋と奥舌での閉鎖破裂の習得（構音点の後方への移動）
短期目標	単音節レベル [ka][ŋa] など
PLAN	舌圧子を用いた構音点を位置づける方法，または [ŋː] から [ŋa] を作る

T先生 Aさん，このケースは，音素 /k/ と音素 /t/ の対立は知っていると言えそうですか？

Aさん タ行音に聞こえるといっても，「チ」「ツ」に生じる破擦音化がみられていません。構音検査での「音節（復唱）検査」も破擦音化する系列の [t] と，しない系列の [t] があるということは，私たちには同じ音に聞こえても，本人は，音素レベルで /k/ と /t/ を区別し，音声的にも出し分けているつもりかもしれません。本人が，自分で出している音をどう知覚しているのか確かめたいと思います。

T先生 私たちの耳には，音声的に区別がつかずに音声置換していると評価しても，本人は区別している可能性もあります。だとすると，周囲から音が違うと言われても，納得するのは難しいし，そもそも適正音への自己修正は発生しにくい状態といえるでしょう。誤り音の自覚の有無の確認が必要です。自分の誤り音が聞き取れていない場合は，語音弁別が適正化するようなフィードバックが必要だと思います。詳しくは，第3章の エピソード3，エピソード4 も参照してください。

ケース報告(5)　構音点の前方への移動②

「カ行音のうち，キとケだけうまく言えない」という主訴で，具体的には「カラス」や「クルマ」，「コマ」などは言えるのに，「ケーキ」が「チェーチ」のようになるという相談があった7歳のお子さんについて報告します。カ行音が，「カ，チ，ク，チェ，コ」と聞こえ，「キ」や「ケ」が「チ」や「チェ」になっていました。問題点は，前舌母音に先立つとき，歯茎硬口蓋破擦音に置換することと考えられました。「カ」「ク」「コ」が出ていることから，それらの後続母音を適度に「イ」や「エ」に変化させた漸次接近法で，「キ」や「ケ」の産出を促そうと思います。

〈記録の例〉

検査結果	k → tɕ/_i, e
問題点	前舌母音に先立つ音節 [k^ji]，[ke] の子音の構音点が前方に移動，歯茎破擦音化
方針	硬口蓋から軟口蓋付近と奥舌での閉鎖破裂操作 （構音点の後方への移動）
短期目標	単音節レベル [k^ji][ke]
PLAN	出せる音節 [ku] などを利用して，漸次接近法での [k^ji][ke] の産出

Aさん このケースでは，前舌母音に先立つときに構音点が前方に移動しています。この動きは，日本語のカ行音の産出の自然な動きに似ています。「キ」は硬口蓋方向へ移動し [k^ji] と表記される音になります。[ke] は「キ」ほどには硬口蓋化しませんが，「カ」「ク」「コ」よりは前方に移動しています。このケースも構音点が前方移動すること自体は誤りではないのですが，その程度が大きすぎたのではないかと思います。それで，聞き手には日本語音「チ」「チェ」に聞き取られるような構音になったのではないでしょうか？

T先生 あり得そうですね。「キ」や「ケ」に同定できる範囲を超えるほど，構音点が前方に移動したのかもしれません。ケース報告(4)，(5)を見比べるとわかりますが，このように，全ての母音に先立つ場合に，構音点が前方に移動する場合と，特定の母音に先立つ場合に前方に移動する場合とがあります[7]。母音産出時の舌の位置や動きをよく観察しましょう。

ケース報告(6)　はじき音の誤り

「ラ行音とダ行音が入り交じっている」という主訴があった8歳のお子さんについて報告します。『新版 構音検査』の単語検査と，手持ちの単語カードを組み合わせて呼称してもらったところ，語頭の「ら，り，る，れ，ろ」は，「だ，でぃ，どぅ，で，ど」に置き換わっていて，「らっぱ」が「だっぱ」，「りんご」が「でぃんご」，「るすばん」が「どぅすばん」，「れいぞうこ」が「でいぞうこ」，「ろぼっと」が「どぼっと」となっていました。語中，語尾では，適正音が出せていました。一方，語中，語尾の「だ，で，ど」が「ら，れ，ろ」に置き換わっていて，「ぱんだ」が「ぱんら」，「ふでばこ」が「ふればこ」，「ぶどう」が「ぶろう」となっていました。こちらは語頭では，出せていました。訓練では，まず，類似運動レベルで舌の動き方の違いを意識してもらい，単音節での産出を安定させたいです。そして，どの位置にあってもぞれぞれの音を適切に出し分けられるように，連続音節レベルの練習を取り入れて，「あらあら」「えれえれ」「おろおろ」や「あだあだ」「えでえで」「おどおど」のような母音との組み合わせや，無声両唇破裂音など，舌尖の関与が少ない音と組み合わせた「だらだら」「でれでれ」「どろどろ」などの連続音節の産出練習を行います。

〈記録の例〉

検査結果	語頭　r → d/_V
	語中・語尾　d → r/_V（または　d → r/_a, e, o）
問題点	[r] と [d] が出し分けられない
方針	[r] と [d] の出し分け
短期目標	構音類似運動レベルでの舌操作の使い分けの習得
	単音節レベルでの安定した音の出し分け，連続音節レベルでの音の出し分け

PLAN　　はじき音と破裂音の操作の違いを際立たせる
はじき音は，弾く前の構えのまま発声を開始して，しっかり弾かせることによって破裂音との音の違いを聞き取りやすくする

T先生 ここまで音声の現れ方に位置による規則性がみられるケースは多くはないと思いますが，[r] と [d] に関して混同がみられる場合には，音環境を観察することが大事です。使用した構音検査に含まれていない位置での産出を観察したい場合は，絵カードを別に用意して確認するといいでしょう。

ケース報告(7)　構音点の後方への移動

「タ行音のテだけ言えて，他はカ行音のように聞こえる」という主訴の8歳のお子さんです。タ行音は，単音節レベルで，カ，キ，ク，テ，コのように聞き取れました。ダ行音も同様にデは，出せましたが，他はガ，ギ，グ，ゴとなっていました。舌出し母音を促したところ，エのときは，舌が平らでしたが，他のア，イ，ウ，オのときは，舌が中央に丸くなって平らにしにくい状態が観察されました。また，舌出しの構えから，呼気を出してもらったときも，同様でした。舌尖を前歯裏のスポットの位置につけることはできましたが，吸い付けたようにしたままで口を広く開けることは難しく，勢いよく舌を破裂させることもまだ難しい様子でした。舌全体の緊張をほぐす舌の脱力と舌尖の動きの向上の両方を行いたいと思います。音のレベルでは，「テ」が出せることを活かし，「テーア」「テア」「テァ」「ター」のような漸次接近法のモデル音声を模倣してもらうことで「タ」の音節産出につなげたいと考えます。

〈記録の例〉

検査結果	t, d → k, g/_a, i, u, o
	t → t/_e
問題点	[e] 以外の母音の前で，歯茎破裂音が軟口蓋破裂音に置換
方針	破裂音の構音点を軟口蓋－奥舌から，歯茎－舌尖（舌端）に前方移動させる
短期目標	①構音類似運動レベルの安定
	②単音，単音節レベルの産出
PLAN	①舌の脱力と舌尖の動きの向上
	② [te] の構音点を利用して後続母音を変え，漸次接近法で [ta] などの音節の産出を目指す

T先生 舌出し母音でも舌の形が変わりやすく，リラックスした形を保つのが難しい様子がみられます。舌前方での構音操作が苦手で，舌背を使っているようです。他の舌尖子音の後方化がみられていないか確認が必要でしょう。舌のリラクゼーションは基本として大事ですが，あわせて舌尖の運動機能を上げることも大事です。検査結果の記録では，誤りの記述だけでなく，出せている音についても書いてもらいました。検査結果の中に，t → t/_e と書いていますが，これはごく自然の現象です。ですが，他の音節では構音点が後方に移動しているのに，[e] の前でだけ，適正音が出せていることは考察に値しますのであえて記録しています。舌出し母音では「エ」だけ，平らな状態を保っていました。日本語の /エ/ の音は，日本語の母音の中で最も舌の休止位置に近い，と言われているので，構音点が後方化するのを防げたのかもしれません。

Aさん このお子さんは，[te] が言えたようですが，[te] も [ke] に置き換わることもありますよね。私は，t → k だけでなく，サ行，ザ行の摩擦音の構音点も後方に移動しているお子さんを担当したことがあります。単純な音声置換というよりも，通常はあまりしないような構音による歪みのようにも思われます。

T先生 はい。歪み音の場合もよくあると思います。その場合は，音声置換というよりも，口腔内にこもったような音に聞こえます。舌背の動きをよく観察してください。

ケース報告(8) 構音点のわずかなズレ①

サ行音が出せないという5歳のお子さんの相談です。音節復唱検査の結果をサ行音の順に並べ替えると，シャ，シ，シュ，シェ，ショとなっていました。構音点が硬口蓋方向にずれているので，もう少し歯茎に近づけた場所で摩擦操作を行えるようにしていきます。ただし，ずれの程度がわずかであるため，区別が難しいようなら，インターデンタルの構えからの誘導で，[s]に類似した音を引き出して，[ç]との聴覚的な弁別を際立たせる練習も有効と考えます。そのため，短期目標は単音レベル[s]，またはインターデンタルの構えからの前歯と前舌面による摩擦音としました。

〈記録の例〉

検査結果	s → ç/_a, u, e, o
問題点	摩擦操作する構音点の硬口蓋方向へのズレ
方針	摩擦操作の位置の修正
短期目標	単音レベル[s]，またはインターデンタルの構えからの前歯と前舌面による摩擦音
PLAN	[s]と[ç]の聴覚的弁別を確実にし，[s]の聴覚的な音像に近づける音の産出を促す。歯茎付近での摩擦または，インターデンタルの構えからの摩擦

T先生 構音点のわずかなズレといった誤りは，運動的にも語音知覚的に

も自覚しにくいことがあります。また構音発達過程で，運動的にもまだ未熟さを残す場合には特に，自分の聴覚印象に近い音を作る努力をして音を作っていることもしばしば見受けられます。目標音と誤り音の違いを，子どもにわかりやすく伝える工夫が必要です。

ケース報告(9) 構音点のわずかなズレ②

「ツ」が「チュ」になるという主訴で，6歳のお子さんの相談がありました。単語検査と音節復唱検査はサ行音が出せていました。構音点をできるだけ歯茎に近づけるために，構音点が歯茎である [s] の音を利用したいと思います。[s] の持続音を出しながら舌尖で一端閉鎖しまた持続音を再開するという方法で，[s::ts::] という産出を促し，[ts] を引き出そうと思います。

〈記録の例〉

検査結果	ts → tɕ
問題点	構音点の後方（硬口蓋報告）へのズレ
方針	構音点のズレを修正し，歯茎と舌尖で行う
短期目標	単音節 [tsu]

「ツ」が「チュ」になるお子さんたちは，「ズ」が「ジュ」になっていることもしばしばあります。ザ行子音について触れておきましょう。

T先生 ザ行音の「ジ」「ズ」とダ行音の「ヂ」「ヅ」とあわせて「四つ仮名」といわれています。現代の四つ仮名の区別のある方言の発音では，ジ，ズ，ヂ，ヅの順に [ʑi][zu][dʑi][dzu] と書くことができます。相手の方が産出される音が破擦音なのか摩擦音なのか，よく観察して，観察された音が，摩擦音であれば [z][ʑ]，破擦音であれば [dz][dʑ] というように記述することになりますが，多くは破擦音ではないかと思います。音声学では，摩擦音の「ズ」を聞き分けたり，出し分けるために，[sːːzːːsːːzːː] というように，母音を入れずに交互に言ってみると練習になると教えてもらいました。試してみて下さい。

レポート C

系統的構音訓練の各段階のまとめ方

次は，こうしたケースが系統的構音訓練によって改善していく過程での音の記述をみてみましょう。レポートＢのケース報告(1)(71 ページ）でみたｓ→ｔの音声置換の場合について，各段階を表で示しました。中央の列は，訓練の課題です。右列は，モデル呈示する音声を記号で表記したものです。母音は簡略音声表記を用いています。

構音検査の結果 s → t

系統的構音訓練の各段階	到達目標	モデル音声（母音は簡略表記）
構音類似運動	舌を平らに保ち，中央を凹ませながら，正中線から持続的な呼気を出す	
単音	歯茎摩擦音	[s]
単音節	産出しやすそうな音節の選択	[su]
他の後続母音	産出できた音節の母音の変化による別の音節への移行	[su::a:] [su:a::] [sua::]　同様に [se][so] [sa::] [sa]
連続音節（無意味音節）	さまざまな音節との組み合わせ 例）母音との組み合わせ　V＋CV 例）間違いにくい音節との組み合わせ　CV＋CV 例）今まで間違っていた音節との組み合わせ　CV＋CV	例）a su i su u su e su o su a sua isui usuu esue osuo 例）ma su mi su mu su me su mo su 例）ta su tɕi su tsu su te su to su

単語 (有意味語)	語内の位置（語頭，語中，語尾） 「スナバ」「クスリ」「アイス」 /sunaba//kusuri//aisu/ モーラ数（少ない〜多い） 2 モーラ「スキ」/suki/ 3 モーラ「スウジ」/suuzi/ 4 モーラ「スイトウ」/suitoo/ 5 モーラ「スベリダイ」/suberidai/	[sunaba][kusuri][aisu] [sukʲi] [suːdʑi] [suitoː] [suberidai]
句・短文	句の例）スキスキ　スナバ スキスキ　アイスなど 短文例） スベリダイデ　スーット　スベッタ	[sukʲi sukʲi sunaba] [sukʲi sukʲi aisu] [suberidai de suːtto subetta]
文章（音読）	音読教材の例） 絵本，国語の教科書	

T先生 この表では，各段階の到達目標とモデル呈示する音声を挙げています。いわば，PLAN(立案)－DO(実施)－SEE(評価）のPLANに相当します。DOについては，実際の訓練で目標としていた音声がどのような音声として表出されたのかを書き留めます。SEEは，実施した結果をふまえて，どの程度まで産出が可能になったか，達成できた理由や達成できなかった要因について考察して，次の方針を立てます。

次に，PLANだけでなくDOやSEEについてもう少し詳しく記録した系統的構音訓練の各段階について見ていきましょう。一例として軟口蓋破裂音が歯茎破裂音に置換するケースをモデルとします。モデル呈示の音は，音声記号で書いています。モデル呈示の音に対して，一致した音声が産出されたことに対しては「適正音」，一致しない場合には「エラー」という表現を用いています。

単語レベルでみられた音の誤りは，構音検査の書き方に準じて，目標語の音声表記のうち誤った音の下に下線を引いて置き換わった音を記入しています。精密の度合いについては，「キ」音について補助記号を用いた[kʲi]を使用している程度にとどめてます。母音も[a][i][u][e][o]としています。

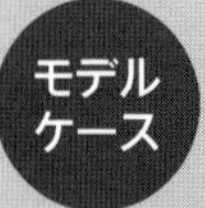

音声置換 k → t（構音点の前方移動）に対する系統的構音訓練の記録

経過記録(1) 「構音類似運動レベル」「単音レベル」「単音節レベル」の課題

PLAN：軟口蓋破裂音 [ka] の産出。

DO：舌圧子を使用して舌先を押さえ，軟口蓋方向に押し上げるようにして [ka] を促したところ，産出に成功。舌圧子なしでも [ka] の産出ができるように繰り返し練習。

SEE：舌圧子を用いることで，単音節レベルでの産出につながった（単音レベル [k] に特化した練習は行わなかった）。適正音を出せたことへの気づきがあり，舌先ではなく奥舌を挙上する動きへの意識が増した。次回は，[ka] の安定産出を目指し連続音節レベルに進む。

経過記録(2) 「連続音節レベル」の課題（V+[ka]　CV+[ka]）

PLAN：舌圧子なしでの適正音産出の確認。連続音節課題による単音節 [ka] の安定産出。

DO：母音との組み合わせの V＋[ka] 課題では，[aka ika uka eka oka] などを用いた。間違いにくい音節との組み合わせの CV＋[ka] 課題では，パ行音，マ行音を選択し，[paka pika puka peka poka] などを基本形として，配列を入れ替えるなどして反復練習を行ったところ，適正音の産出が増えた。今まで間違っていた音節 [ta][te][to] との組み合わせでは，k → t の置換のエラーがみられたが，速度を落とすことによって，適正音が出せるようになった。また，指摘なしでもエラーに対する気づきがみられ自己修正も確認された。速度を上げても適正音が維持された。

SEE：連続音節課題による単音節 [ka] の安定産出という目標は達成できた。[t] を含む音節と [ka] が隣接したことによってエラーが増えたが，速度を落とすなどの調整で修正でき，適正音の産出が増えた。舌先を上げる動きと，舌先を上げずに奥舌を上げる動きの使い分けが上達した。次回は，後続母音を変えて他の単音節 [ko][ku]，可能であれば [k^ji][ke] の産出を促し，明瞭に産出できた音節から，連続音節課題による単音節の安定産出を目指す。また，出せるようになった音節は，単語レベルに進む。

経過記録(3)　後続母音をかえて他の単音節を作る課題

PLAN：[ka] の音節を利用して，後続母音を [a] から，徐々に [u] や [o] に変化させ [ku][ko] の産出を目指す。反応によっては，舌圧子を使用する。

DO：漸次接近法で，[ku][ko] の産出ができた。[k^ji][ke] は，[ku] の音節を利用した漸次接近法で産出できた。連続音節課題でこれらの音節の定着をはかった。

SEE：舌圧子は使用せずに，漸次接近法のみで [ku][ko][k^ji][ke] の産出ができた。次回は単語レベルに進む。

経過記録(4)　「単語レベル」の課題

PLAN：語頭，語中，語尾に，[ka] を含む単語のリスト（2～5 モーラ）を用意し，呼称，音読，復唱を組み合わせて，単語レベルでの定着をはかる。有意味語になるために習慣化していた誤り音に戻らないよう留意する。

DO：連続音節課題で，定着を確認した。[katakatakatakata] などの組み合わせで，語内に [t] と [k] を含む語，カタ [kata]，パトカー[patoka:]，タカイ [takai]，カタカナ [katakana]，カブトムシ [kabutomuçi]，などで，エラーが生じた。エラーは，k → t だけでなく，t → k もみられた。語内の [ka] の位置に注意を向けることで慎重に構音し，エラーが減少した。

kata	kabutomuçi	patoka:	takai	katakana
k̄	k̄	t̄	t̄	t̄

[t] と [k] の構音点の違いを使い分けられるよう連続音節レベルの課題を適宜取り入れながら，定着をすすめた。

SEE：語内に [t] と [k] を含む語でみられたエラーは，新しく出せるようになった [k] が，それまで出せていた [t] にまで及んでしまう過剰般化ともとれるが，同一の語内にある先行する音の影響を受けて同化する順行同化とも考えられた。いずれにしても，改善の過程にみられる一時的な現象と考えられたため，反復練習を通じて出し分けられるよう促した。練習を重ねる中で，指摘せずに自分で気づいて修正する場面が増え，エラーは減少した。次回は [ka] 以外の音節の単語レベルや，句・短文レベルの課題に進み，自然な速度でも可能になるよう般化を進める。

経過記録(5)　「句・短文レベル」の課題

PLAN：般化にむけて，有意味語のさまざまな音環境の中で /k/ の実現音を適正に産出できるようにする。産生回数を多くするために，助数詞を用いた句・短文を用意する。また，[t] と [k] の出し分けが促進されるような両方の音を含むような句・短文を用意する。

助数詞を用いた練習文の例

・○回や○階　1 回，2 回，3 回，4 回，…… [ikkai][nikai][saŋkai][joŋkai]

・個　りんごが 1 個，りんごが 2 個，

…… [ɾiŋŋoga ikko][ɾiŋŋoga niko]

[t] と [k] の出し分けが促進されるような句や短文の例

・「タイコ」[taiko]，「トケイ」[toke:] などの名詞と，「買った」[katta] などの動詞を使った文　タイコを買った，トケイを買った，

…… [taikoo katta][toke:o katta]

・絵本「おおきなかぶ」から，「ウントコショ，ドッコイショ」など

・絵本「三びきのやぎのがらがらどん」から，「カタコトカタコトカタコト，はしがなりました」など

・歌「肩たたき」や「幸せなら手をたたこう」など

・構音訓練用のドリルからの選択

DO：助数詞を用いた練習文は，パタン化されているため，意味を意識しながら，ある程度，目標音 [ka] の位置を予測することができて，エラーは少なかった。速度を上げるなどの工夫をして，多くの正反応を産生できた。[t] と [k] の出し分けが促進されるような句や短文でも，それまでの練習効果がみられ，出し分けが上達していた。やや慎重に出し分けている様子から，時々わずかに動きを考えているような「間」もみられた。課題を離れた自由会話の中では，「どこにあるの？」の [doko] が [doto] になるようなエラーがあり，指摘するまでは気づいていない様子もみられた。

SEE：句・短文レベルである程度パタン化された位置にある場合には，予測して適正音を出せるようになった。自由会話の中で，しばしばエラーがみられるため，日常会話での般化が進むよう，気づきを促すような働きかけが必要。エラーがみられたときは，指摘すれば言い直せ

る段階にあるため，発話意欲を損なわない程度の指摘も行う。自分で言い直せたときにほめるといった声かけが効果的であることを家族に伝えて取り組んでもらう。

経過記録(6)　「文章レベル」「会話レベル」の課題

PLAN：あらゆる音声環境のなかで，ほとんど構音への意識をしなくても適正音を出せるような般化を目指す。方法としては，発話内容のほうに意識が集中できるような答えに /k/ を含む「なぞなぞ」問題や，まとまりのあるお話を聞いた後に，どんな話だったかまとめてもらうなど，これまでよりもパタン化されていない会話で適正音を出せるようにする。順調な般化が確認された場合には，終了の時期を検討する。

DO：なぞなぞの答えを考えることに集中したために，構音への意識を特にしていない様子で適正音の産出ができた。お話の要約では，「～したかったけれど」「～できてよかった」など，自発的な発話のなかに，/t/ も /k/ も含まれていても適正音で産出されていた。

SEE：般化が順調に進んでいることが確認された。終了の手続きを行う。

T先生 系統的構音訓練が地道に順調に進んだ流れです。基本的にはこのような経過をたどって終了に至ります。

Aさん 身近な初回面接の報告や，改善経過をみることで，イメージしやすかったです。やはり「単音レベル」，「単音節レベル」，「連続音節レベル」での具体的な目標音は，音声表記で表すことのほうが多いですね。

Bさん 「文章レベル」「会話レベル」の課題の記録で，「答えに /k/ を含む『なぞなぞ』問題」「自発的な発話のなかに，/t/ も /k/ も含まれるもの」というところでは，音素表記が登場していますね。

T先生 系統的構音訓練では，出せるようになった音を，いろいろな音節に挟んで練習します。前後にさまざまな音節を入れて反復練習をする段階では，子どもたちには，あまりことばの「意味」を意識させません。とにかく音をたくさん出してもらって，運動的に自在にその音が出せるように練習してもらいます。このように練習用に組み合わせた連続音節は，音声記号で書けます。音素は意味の違いに関わりますが，意味の違いというのは語彙的な意味だけでなく文法的な意味を含みます。無意味音節の練習でも意味を持つ音声の連続が生じることもあります。発話時に，意味を意識するか，音を意識するかは般化に関わる重要な着眼点です。

Aさん 経過記録は，担当した子どもと担当者との間で紡がれた物語のような気がします。

Bさん 般化をどう軌道に乗せるかについては，いつも気になっています。練習では適正音が出せても，会話に般化しないという経験もあります。

T先生 般化とは，音韻体系に即した適正音の構音運動が自然な発話の中でも使いこなせるということですからね。単音・単音節の音が出せるようになっても，順調にいくとは限りません。音声の出し方はわかっていて，しかも運動的に出せる状態になっていても，会話での誤りが続くことがあります。こうしたケースでは，自分の出している音に対してどのような音韻処理をしているのか，考える必要があります。般化には，自分で自分の誤り音に気づいて自分で修正するという経験がとても大切です。これについては，第３章の語音知覚に関するエピソードで考えてみましょう。

文献

1）服部四郎：音声学．岩波書店，1984，p26.
2）斎藤純男：日本語音声学入門，改訂版．三省堂，2006，p12.
3）朝日新聞出版・編：ママ，あのね．子どものつぶやき．朝日新聞出版，2009，p98.
4）朝日新聞出版・編：ママ，あのね．子どものつぶやき．朝日新聞出版，2009，p173.
5）構音臨床研究会：新版 構音検査 手引書．千葉テストセンター，2010，p12.
6）西村辨作，他：小児の機能的構音障害の臨床類型について．聴覚言語障害 5：191-199，1976.
7）今村亜子：具体音出現パターンからみた音声置換の考察．九州大学言語学論集 25・26：65-84，2005.

第3章

臨床に役立つ 7つのエピソード

この章では，構音訓練の「目標音」に対して，本人がどのように音韻処理しているかを知る手がかりとなった発話エピソードを紹介します。わたしたちは，構音障害のある方々の音声を聞いて，音声記号で書き取ります。同時に，日本語の音素体系に適正に割り当てられるかどうかを判断しています。では，音を産出している本人にとって，自分の産出音はどのように聞こえているのでしょうか？「聞き手には間違った音に聞こえる音を本人はどう聞いているのか？」という語音知覚は，構音訓練を進めるうえで，とても重要です。こちらの正誤判断と一致しているかどうか，観察する必要があります。

T先生は，山の庵で時々みかける「うさぎ」にちなんで，うさぎを見ている子どもとお母さんの会話から，この問題を提起しています。そのあと,「自己産出音に対する語音知覚」の手がかりとなるような，7つのエピソードを紹介しています。

T先生 「出したい音」「出てきた音」という話をしてきましたが,「出てきた音」の正誤判断がはたしてご本人と私たちとの間で一致しているかということを確かめる必要があります。構音発達過程の子どもたちの様子から考えてみましょう。会話場面では,セリフを仮名文字で書いています。解説では音声表記や音韻表記を用いています。「うさぎ」に対しては,簡略音声表記で [usagi] としました。

(1)「うさぎ」を見た子が「ウチャギ」と言った。
ママが,まねして「ウチャギ」と言ったら,
その子は,ママにこう言った。
「ウチャギじゃないよ,ウチャギだよ」

この子は,目標音 [usagi] に対して,ママが [utçagi] といった誤りについては(その子の発話をママがまねしたにもかかわらず),「ママの音はおかしい」と気づいて,ママに言い返しています。でも自分の出した音が [sa] ではなく [tça] になっていることには自覚がないようです。次の子はどうでしょう?

(2)「うさぎ」を見た子が「ウチャギ」と言った。
ママが,まねして「ウチャギ」と言ったら,
その子は,ママにこう言った。
「ウチャギじゃないよ,ぼくは,ウチャギっていいたいんだけど,
ウチャギってなっちゃうの」

この子も目標音 [usagi] に対して,他者が [utçagi] となっている誤り音に気づいています。さらに,自分は [usagi] と言いたいけれど [utçagi] になると,話しています。(1)の子どもも,(2)の子どもも,ママの産出音が目標音と一致していないことを聞き取っていることから,/usagi/(うさ

ぎ）に対する適切な音像をもっているようですが，(1)の子どもは，自分の産出音が目標音に一致していないことには気づかない様子であるのに対して，(2)の子どもは，気づいています。では，他の人の間違いにも気づかず，自分の間違いにも気づかない子もいるのでしょうか。

(3)「うさぎ」を見た子が「ウチャギ」と言った。
ママが，まねして「ウチャギ」と言ったら，
その子は，ママにこう言った。
「ウチャギ，ウチャギ，かわいいね」

(3)の子どもの場合は，この発話場面だけでは，/usagi/（うさぎ）に対応する音声が，[usagi] なのか，[utçagi] なのか，わかりません。気になったママが，こんなふうに続けました。

(4)「かわいいね。あれは，ウチャギ？」
「うん」
「それともウサギかな？」
「うん」
「どっち？」
「ウチャギ」

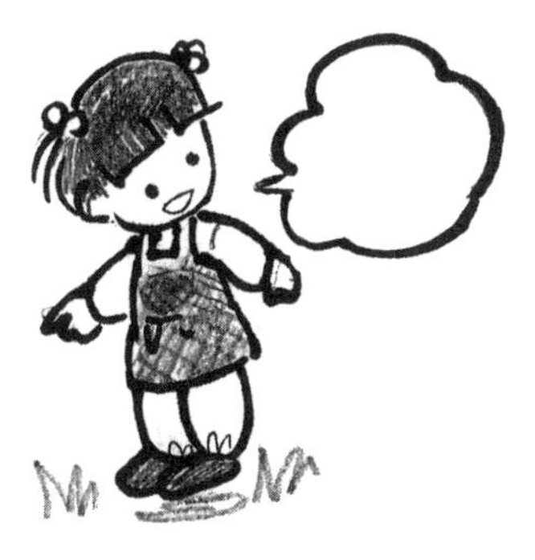

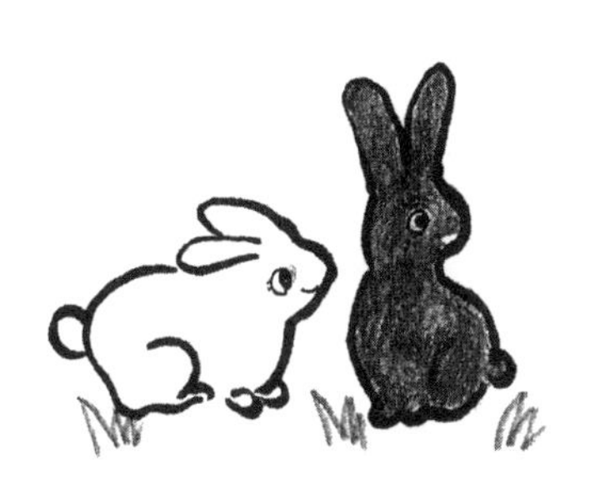

もし，こんな会話だったら，どんなふうに語音知覚しているかわかりません。問われている意味が伝わっていないのかもしれません。ママの語音に対する正誤判断や，自分の語音に対する正誤判断ができているのか，まだまだ観察が必要です。これらは，訓練プランや予後予測にも関わる大事な視点です。要約すると，次の２点となります。

☆他者産出の語音に対する弁別・同定が適切かどうか？（外的モニタリング）

☆自己産出の語音に対する弁別・同定が適切かどうか？（内的モニタリング）

このうち，他者産出の語音に対する弁別・同定（外的モニタリング）は，基本的には語音弁別課題を作って調べることができます。課題の例としては，単音レベル，単音節レベル，連続音節レベル，単語レベルなど各レベルにおいて，目標音と誤り音に関して，こちらの出す音を弁別してもらえばいいのです。

Aさん はい，たとえば，単音レベルのペアであれば [ç] と [tç]，単音節のペアであれば [çi] と [tçi] といった具合ですね。子どもの場合，よく聞くように促して，こちらが産出する音が，どちらに聞こえるか選んでもらうようにしています。

T先生 そうですね。語音弁別課題は系統的構音訓練で随所に取り入れます。就学前後の時期になると，多くの子どもたちはクリアしているように思います。もし聴力に問題がないのに，私たちが出す語音に対する弁別が難しい場合は，もっと掘り下げて，その要因を確かめる必要があるでしょう。理解力の問題だったり，注意力の問題だったりすることもあります。

Bさん 知的な発達の遅れがあるお子さんたちや，課題に集中しにくいお子さんたちにとって参加しやすいような語音弁別課題があればいいですね。

T先生 たとえば，しりとりをモデルに作成した語末音節抽出課題（付録

3）など，着眼点をしぼった課題を工夫しましょう。それにいかに参加してもらうかが大切です。

Aさん そうそう，工夫が必要ですね。なかなか難しいなぁ。

T先生 工夫がいるのは確かですが，調べる手立てがあるというのはありがたいですよ。ところが，自己産出語音に対する弁別・同定（内的モニタリング）が適切かどうかは，調べる手立てそのものが難しいのです。

Bさん たしかに，そう思います。今自分が話している最中のモニタリングですからね。

T先生 そうです。内的モニタリングは，産出している発話をリアルタイムでチェックする機能です。「正しく言えているか？」というチェックよりも「間違ってないか？」というチェックだと思われます。自己産出語音が正しいときはなにもせず，誤ったときにすかさずアラームを出してくれるようなモニター機能です。

Aさん なんだかプールの監視の人みたいですね。みんなが正常に泳いでいたら，じっとしていますが，レーンを逸れたり，歩行レーンで泳いだりしている人を見つけたら，すかさず注意をするでしょ？ 私もよく注意されます。

T先生 まあ，似ているところもありますね。「ウサギ」なら適切だけど「ウチャギ」になると「サ」から逸れた！ あるいは別の音になってる！というわけですね。ちゃんと過不足なくレーンで泳いでいるか，つまり，ちゃんと許容される範疇に入っているか，厳しすぎたら「正しい音なのに，間違いだ！」と指摘することになるし，緩すぎたら，「間違った音なのに，問題なし！」としてしまうでしょう。

Bさん 過不足なく，弁別と同定の幅が設定されているかどうか，ということが大事ですね。すごく知りたいところですが，何か手がかりはありませんか？

T先生 構音障害ではなくても，誰しも「言い間違い」をすることがあります。それに気づかなかったり，気づいて修正したりするときの脳の働きがもし目で見てわかれば，内的モニタリングが調べられると思います。

Aさん 興味津々です。機材さえあれば，観察可能だろうという気がします。でもそうした機材はどこにでもあるものではないので，もっと現実的に内的モニタリングが調べられるような手作りの課題はないでしょうか？ 自分の構音に対して，発話した後に，「今のはどうだった？」と振り返ってもらってはどうですか？

T先生 発話の後というのは，判断すべき事象はもう終わっていますので，たとえ，適，不適を表現してくれたとしてもリアルタイムのモニター機能とはいえません。

Aさん では，発話を録音したのを聞かせて「どうだった？」と尋ねてみてはどうでしょう？

T先生 それは，音源が外になりますから外的モニタリングの一種となります。自分の誤り音を聞き取れていない場合に，録音した自分の音声を聞いてもらうと，間違いに気づくこともあります。自分の音に対する注意を高めるきっかけになります。

Aさん そうか。再生音声は，音源が外にあるため，外的モニタリングなんですね。自分の音が間違っていたと驚くこと自体，内的モニタリングとのズレを示すことにはなりませんか？

T先生 その可能性は高いですね。そのあたりの反応を観察することで，内的モニタリングが適正かどうかを知る手がかりになると思います。構音訓練では，私たち担当者が本人の産出音に対して，「適正音」とそれ以外の「置換音」，「歪み音」など許容されない音を聴覚判定します。そこで，適正音は○，それ以外は×，というように単純化してみましょう。構音障害のあるご本人の○×基準と，私たち担当者の○×基準が一致しているかを観察して，一致していれば内的モニタリングが適正であるという仮説を立てます。ここまではいいですか？

Aさん **Bさん** はい。

T先生 私たちの○×基準と，ご本人の○×基準が一致していなければ，どんなことが起きますか？

Aさん 本人が出した音に対して，ぼくたちが「違いますよ」と指摘しても，本人は正しいつもりでいるので，戸惑うと思います。聞き手×に対して本人は○。

Bさん 逆に，わたしたちが「上手ですね，それでいいですよ」と指摘したときに，本人には，間違った音に聞こえている場合もあると思います。聞き手○に対して本人は×。

T先生 その通り，適切ではない場合は，2パタン考えられますね。

・聞き手には×に聞こえても，産出している本人は○として処理している場合

・聞き手には○に聞こえても，産出している本人は×として処理している場合

問題がないなら，こうなります。

・聞き手×，本人×

・聞き手○，本人○

Bさん これなら，注意深く観察すれば，把握できそうです。

T先生 はい，内的モニタリングを把握する評価方法も，いずれは確立するだろうと期待しています。これからお話しするのは，私が担当させていただいた構音障害の方たちのエピソードです。ふとした会話のなかでご本人がつぶやいたエピソードですので，エビデンスレベルは高くはありませんが，聞き手にとって○×，本人にとっての○×が推測できるものを集めました。内的モニタリングという目に見えない働きを，こうした身近な観察から考えてみたいと思います。このあたりの山々は自然豊かで野鳥も多いので，登場人物は，鳥のなまえにちなんだ仮称で呼ばせていただきました。

エピソード1 ツグミちゃん　4歳児
聞き手×の指摘によって，本人○の音が実は×だったことに気づいた例

エピソード2 鷲平（しゅう）くん　5歳児
聞き手×，本人○のズレについてつぶやいた例

エピソード3 鳩子さん　小学4年生
聞き手○，本人×，および聞き手×，本人○という不一致を伝えた例

エピソード4 トキくん　小学4年生
聞き手×，本人○だった音声について録音再生音声によって知覚した例

エピソード5 千鶴さん　大学1年生
聞き手○の指摘に対し，本人×という戸惑いを示した例

エピソード6 ツバサくん　小学5年生
聞き手○×，本人○×が一致する過程で，構音方法について自己表現した例

エピソード7 ルリさん　小学1年生
聞き手○×を手がかりに鼻音：非鼻音を出し分けた例

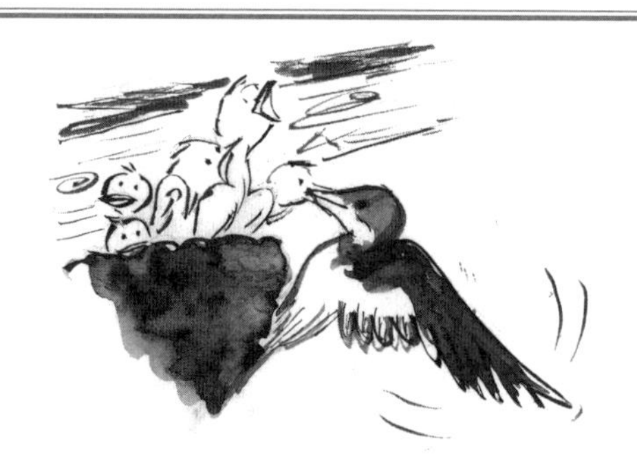

エピソード1　ツグミちゃん　4歳児

聞き手×の指摘によって，本人○の音が実は×だったことに気づいた例

「チーちゃんじゃないよ，シーちゃんよ」
「チーちゃん?」

最初に紹介するのは，思い出話です。空き地で，いつものように数人の子どもたちが遊んでいました。4～5歳の子どもたちです。ツグミちゃんが，お友達のシーちゃんの名前を呼びながら，駆けてきました。すると，呼ばれた女の子は，

「チーちゃんじゃないよ，シーちゃんよ」と大きな声で言いました。

「チーちゃん？」

ツグミちゃんはもう一度，言いました。

「チーちゃんじゃないって，シーちゃんよ！」

女の子の声はさらに大きくなりました。

「チーちゃん……」

ツグミちゃんの声は反対に小さくなりました。

「シーちゃん！！」

女の子は，あきれたようにそう言って，

「もう！」

と，どこかに行ってしまいました。

ツグミちゃんは困惑して，ともかく家に戻り，玄関の上がり口に腰をかけ，足をぶらぶらさせながら，考え始めました。

「チーちゃん……」

あれ？ 自分の出している音を聞いてみると，自分でもなんだか違うような気がしました。そこで，サシスセソとつぶやいてみました。すると自分の音は，「サチスセソ」と言っているように聞こえました。そこで今度は，「タチツテト」と言ってみました。

ツグミちゃんは，ゆっくり言うことにしました。

「タァ，チィ……」

今度は，サシスセソの方で，

「サァ，チィ……」

あれあれ，やっぱり，シがチになっている！ はっきりと自覚したツグミちゃんは，閃きました。「サァ，」をいいながら，続けて言えば「シ」が言えるかも。

何度か繰り返すうちに，

「サァ，シィ」と言えたように聞こえました。

「シィ，シィ，シーちゃん」

やった！ 言えたという手応えを感じたツグミちゃんは，玄関を飛び出し，空き地の方にシーちゃんを捜しに行きました。

T先生 このエピソードは，自分で正しい音と思っていた音が，相手には間違い音として聞き取られていたことに気づいて音の誤りを修正したというものです。

Aさん ツグミちゃんの「シ」の音は，聞き手×，自分○だったんですね。それに気づいて自分でも×ということもわかった。サ行とタ行を並べて考えているところがおもしろいですね。

T先生 玄関先で足をぶらぶらさせながら，頭の中にはひらがなの「あいうえお」の五十音表が浮かんでいました。そして，「さしすせそ」と「たちつてと」は違うこと，「し」と「ち」は２番目にあって隣り合わせになっていること，だから「し」の上にある「さ」と同じように出したら，出せるのではないかと思ったのです。

Aさん T先生，この思い出話は，ずいぶんとリアルですね。

T先生 実は，これは私自身のエピソードです。小児の構音障害に対応する機会が多いため，この日の出来事が何度も思い出されます。脚色したり，手を加えたりして記憶を上塗りしてしまっているかもしれません。

信憑性に欠けるとは思いますが，私には，プイといってしまったシーちゃんの様子や，「シ」の出し方を考えて，それなりに出せるようになって，追いかけていった記憶が鮮明にありますので，まったくの作り話ではありません。特に，「シ」が言えた瞬間のことははっきりしています。受け持ちのお子さんが，「言えた！」という瞬間にみせる表情は，このときの自分と重なります。

Aさん へぇ～。リアルなはずですね。訓練方法のプランニングからみてもいい話ですね。摩擦音が，破擦音になっているので，舌先での接触をなくすために，出せている [sa] の音節を利用して，その後続母音を変えようとしたというわけですね。こうして説明しようとすると，大げさですが，子ども自身がそうした発想をすることもあるんだなぁ。

Bさん T 先生，サ行の，サ，ス，セ，ソは出せていて，シに限ったことのようなので，第 2 章で練習したことに，「内的モニタリングの観察」を特記事項に加えて書けば，こうでしょうか。

現象	ɕ → tɕ
問題点	歯茎硬口蓋摩擦音が，破擦音化している
方針	舌先の接触をせずに摩擦音のみを出す
PLAN	摩擦音が出せている音節 [sa] の子音 [s] を利用する
成果	[ta][tɕi] と，[sa][ɕi] との対立を意識しながら，[tɕi] にならないように，取り組んだ。 [sa] の摩擦成分を [s::::] と持続させて母音 [i] につなげることで産出ができた。
観察事項	他者からの指摘で自己産出音の誤りに対する自覚が生じた。 同時に自己産出音の誤りに対する語音知覚も変化が生じた。

T先生 はい，B さんが，当時の私を担当して下さっていたら，そう書いて下さい。評価や訓練に携わる私たちとしては，自分の耳を頼りにして

います。音声記号に書き残すのも，多くは，私たちの聴覚判定によるものです。本人がどのように音韻処理しているか，注意深く観察しましょう。

エピソード2 鷲平(しゅう)くん 5歳児

聞き手×，本人○についてつぶやいた例

「ぼくのチはチって聞こえているみたいなんだ」

この話は，聞き取りによるものです。鷲平くんは，幼稚園の年中さんの頃，夏休みに祖父母の家に行ったときに，目の前にひろがる林を見て「じいちゃん，チがいっぱい！」と叫び，おじいちゃんは，鷲平くんがけがをしたのかとあわてて飛び出してきたそうです。

/ki/（木）に対して，音声は [tɕ̹i] となり，おじいちゃんには /ti/（血）に聞こえたのですね。

他にもたくさん似たような話があります。列車に乗って，お父さんに

「これ，かいじょくでんしゃでしょ？」

「かいぞくじゃないよ，かいそくだよ」

といった会話がありました。聞き手は，不明瞭な音があっても，できるだけ意味のある語に聞こえた音を割り当てようとします。お父さんにとっては [so] が [ʑo] のように産出されたのに対して /kaisoku/（快速）にはあてはまらなかったのでしょう。むしろ，/kaizoku/（海賊）という有意味語として，/z/ に割り当てたものと思われます。鷲平くんは，お父さんが「海賊」なんて言い出したことにきょとんとしていました。自分が出している音が，相手には違う音に聞き取られたことに対して，気づいていないようでした。そんな鷲平くんですが，年長さんになったあるとき，キリン組の女の子から，

「鷲平くんは，キリン組のことをチリン組って言ってる」という指摘を

受けたのだそうです。

その日，帰宅した鷲平くんは，お母さんに

「ぼくのチはチって聞こえているみたいなんだ」[1]と話しました。このような経緯から，鷲平くんの構音訓練を始めることになりました。

T先生 「聞こえているみたいなんだ」というつぶやきから，鷲平くんは，周囲から指摘されているので，そうなのかもしれないけれど，自分としては間違っているとは思えない……，といった心境が伺われます。そうした子どもたちの釈然としない気持ちを代弁するような，いい表現だと思います。構音訓練をすすめるとき，ご家族から報告していただくこうした会話の情報はとても貴重ですから，聞き取りも大事にして下さい。

Aさん 構音訓練はどうなりましたか？

T先生 やんちゃな男の子で，こちらの指示や反復練習に応じたがらない様子もあり，お母さんからは，ふざけないでちゃんとしなさい，とたしなめられる場面もありました。苦手な音を出せるようになりたいという気持ちは人によりさまざまです。苦手だから練習したいと思う子どももいれば，練習はいやだな，と思う子もいます。

鷲平くんは，周囲から指摘されても，自分では，別に間違ってないのになぁ，でも違うのかなぁ，といった感じでもやもやしていたのかもしれません。

Aさん 小児の構音訓練では，親御さんが連れてきて，子どもは気づいてないこともよくあります。「間違っていることを知っているかどうか」と「自分の音の正誤判断ができているか」ということは別なんですね。

T先生 そうです。みんなから言われてどうやらそうらしいという程度の自覚があっても，聞き取りが出来ていないことがありますので，見落とさないように注意しましょう。構音検査の結果では明らかに誤り音が確認されても，自分では正しいつもりであれば，鷲平くんのように課題にのらない姿もうなずけます。

鷲平くんとは根気強くやりとりを続けました。やり方は，定石通りのものです。出せている [ku] の音を手がかりに，後続母音を変えながら，次第に [k^{j}i] も出せるようになりました。一段落したあとで，一緒にお絵かきをしました。鷲平くんは消防自動車の絵を描いていました。私は，クレーン車の絵を描いてみせながら，鷲平くんに「黄色いクレーン」「キャタピラー」など，発語してもらいました。適正音で応答できた鷲平くんは，ちょっと得意そうでした。クレヨンでゴシゴシ色を塗っている鷲平くんに，「さっきのは難しかった？」と聞くと「ちょっとね」と照れたように口元を曲げて眼を合わせずに答えていました。

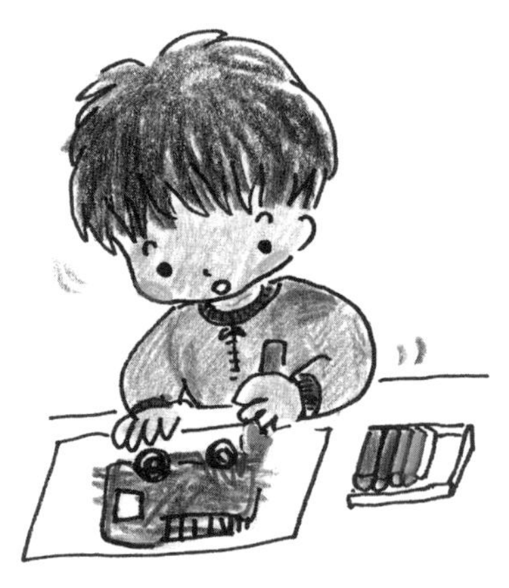

Aさん 新しく出せるようになった適正音は，今までの音とは違うものですよね？

T先生 そうです。ですが，出せるようになると，そちらの音が適正音だという納得はすぐにできました。音声知覚の修正とでもいうのでしょうか。特に未就学児の構音訓練では，適正音の出し方がわかれば柔軟にその構音運動を取り入れる姿を見かけます。

エピソード3 鳩子さん 小学4年生

聞き手○，本人×，および聞き手×，本人○という不一致を伝えた例

「木のこと言ってるのに，チッってなっちゃうからおかしいの」

小学4年生の鳩子さんの相談は，「キ」がうまく言えないことでした。お母さん曰く，『この子は，お手伝いしてくれて，よく「電気，切っていい？」と聞くのですが，それが「デンチチッテイイ？」のように聞こえます』とのこと。構音検査では，単音節，単語，文章ともに [kʲi] が [tɕi] に置換しているように聞こえました。そこで目標音を [kʲi] と定め，週1回の練習に参加してもらいました。

鳩子さんとの単音節レベルでの練習をしていた日のことです。

1音節ずつ「キ」の音を出してもらって適正か誤りかのフィードバックをしながら，「おしい！」というだめ出しが数回続いたあと，比較的きれいな音が聞こえたので，「今の上手！」と伝えたところ，突然，鳩子さんは，まいったなぁという表情で笑いをこらえながら，机に顔を伏せたのです。クックックと肩をゆらしているので，

「どうしたの？」と聞くと，

「さっきと同じに言ったのに。どこが違うかわからない」

私の方がハッとした瞬間でした。

私と鳩子さんの間では，産出音を /ki/ に同定する基準がずれていることに気づいたのはこのときでした。この基準のズレは，練習効果に関わります。

そのあと，鳩子さんは，急にこんなことを言い出したのです[1)]。

「そこにチ（木）があるやんっていうときチになっちゃうからおかしい」

そこで，その話を録音しながら続けてもらいました。

「チ（/ki/）のこと言ってるのにチになっちゃうからおかしい」

ST「自分ではちゃんと言ってるの？」
「うん……でもね，友だちがおかしいって言う……」

単純な置換と判断しそうでしたが，録音音声を注意深く聞くと，彼女が /ki/ のつもりで出す音は，/ti/ に対応して出している音とは同じではありませんでした。

/ti/ に対応する音は舌端と歯茎硬口蓋での破擦音で [tɕi] と表記できそうですが，/ki/ に対応する方の音は，前舌面と硬口蓋での破擦音という聴覚印象でした。そして日本語の語音としては，「キ」よりも「チ」に聞こえるような音でした。

T先生 鷲平くんと同様，鳩子さんからも，自分では正しいつもりの音を人から誤りと指摘されるときの腑に落ちない気持ちを知ることができました。こうした鳩子さんの訴えをきっかけに，簡単な評価表を作成しました（付録 4）。鳩子さんの判断基準と，聞き手の判断基準に差があることを，鳩子さんに納得してもらうためのものです。

鳩子さんは学年が高かったので，こちらの意図を説明しました。鳩子さんが言っているつもりの「キ」は，他の人には別の音に聞こえているみたいだから，鳩子さんは，お母さんや周りの人にも「キ」に聞こえるような音になるように，協力してほしいと伝えました。

Aさん 簡単な評価表というのは？

T先生 連続音節レベルでの産出と語音弁別課題です。一例としては，「マチマチ」と「マキマキ」といった無意味音節をペアにして，それぞれ 5 個ずつ，ランダムに 10 個並べたリストを作りました。鳩子さんには，それを読みあげてもらって録音します。鳩子さんとお母さんと ST とは，鳩子さんが読み上げた音声を聞いて，それが「マチマチ」なのか「マキマキ」なのかを判定します。

鳩子さんは，字を読み上げていますので「キ」と「チ」を出し分けているはずです。録音の再生音声を聞くことで，自分が出したつもりの音がその通りに実現しているかを確かめることができます。鳩子さんは，録音音声を聞いて自分が出せていると思っているような音になっていないことを聞き取ることができました。自分の出している音に注意を向けるようになってくれるのに，こうした手続きは役に立ったように思います。鳩子さんは，単音節レベルでは，出そうと思えば出せる状態までなっていたのですが，その先が，なかなか進みませんでした。連続音節や，意味が加わる単語レベルでも，「キ」は「キ」，「チ」は「チ」として違いをはっきり区別してもらいながら，練習しました。

Bさん 自分の音に対する意識は大切ですね。誤り音に自分で気づいて修正できると，改善が軌道に乗るように思います。受け持ちの子どもたちに，「マチマチ，マキマキ」課題をやってみたいと思います。

T先生 ズレに気づいてもすぐに改善につながるとは限りません。鳩子さんの例は，内的モニタリングの適正化が改善につながると考えられましたが，器質性や運動障害性の問題があると，単音節レベルでの産出そのものが難しかったり，無理であるお子さんもいます。そうしたお子さんたちは，誤り音は聞き取れても，構音ができない状態が続くことになります。再生音声を聞かせて自己産出音の誤りに対する自覚を促すのは，伝え方もタイミングも慎重に検討してください。

Bさん お聞きして良かったです。つい，誰にでもとりあえずやってしまうところでした。

T先生 音声知覚面の改善が運動面の改善につながるケースがある一方で，音は聞き取れていても運動面での修正が難しいケースへの配慮も忘れないようにして下さい。次に紹介するのは，自分の録音再生を聞いて違いに気づいたケースです。

エピソード4　トキくん　小学4年生

聞き手×，本人○だった音声について，録音再生音声によって知覚した例

「あっ。『キ』になってる！」

トキくんは，側音化構音があり，目標音 [tɕi] が，[k^{j}i] に近い歪み音になっていました。単音節レベルで，注意深く産出すると適正音が出せるようになった頃のことです。反復練習による定着を進めたい時期だったので，トキくんに自己産出音への注意をもっともってもらうために，紙に「き」と「ち」を書いて，単音節で [k^{j}i] を3回，[tɕi] を3回，産出するように求め，録音しました。こちらが聞き取る限り，「き」の文字を見ながらの産出音も，「ち」の字を見ながらの産出音も，同じように [k^{j}i] と聞こえる音でしたが，「『キ』と『チ』は区別して言えましたか？」と尋ねると，「はい」と比較的自信のある返事が戻ってきました。そこでトキくんに，録音した音声を再生して聞いてもらいました。すると，トキ君は「チ」に対して産出している自分の音声を聞いて，「あっ。『キ』になってる！」と驚いたように言いました。

T先生 トキくんは，とても優しい素直なお子さんです。練習も真面目に取り組んで，構音に対する意識をしっかりもってもらえば，単音節レベルでの適正音が出せるのですが，自分の音を聞いて判断すると言うよりも，こちらの正誤判断をそのまま受け入れている様子がみられました。舌運動の機能面の練習も必要なお子さんだったので，どの時期に誤り音を聞いて自覚をしてもらうかについて考えましたが，単音節レベルで注意深く産出すれば出せるようになっていたので，自覚を促すことにしました。

Aさん 間違いに気づいて落ち込んだりしませんでしたか？

T先生 落ち込むというよりは，「え，そうだったの？ 知らなかった！

びっくりした！」といった様子でした。そこで,「『キ』が『チ』に聞こえるような音にならないように気をつけること」などを，トキくんと話し合いました。「目標音が [kʲi] ならこう出す，[tɕi] ならこう出す」ということを対比させることを話題にしました。実際には，舌運動の改善そのものに時間がかかるケースがたくさんいます。誤り音の自覚を促すタイミングは，やはりケースバイケースで丁寧に考える必要があると思います。

エピソード5　千鶴さん　大学1年生

聞き手○の指摘に対し，本人×という戸惑いを示した例

「自分が言っていたチは，もっと頬に風があたる感じです。そっちのほうが懐かしい」

1年間の取り組みで側音化構音が改善した大学生の千鶴さんの発話エピソードです。千鶴さんは，小学校のころから，自分の発音がずっと気になっていました。友人と話していたときに「近所の……」と言ったつもりが「金魚の？」と聞き返されるといった些細なことはよくありましたし，自分の名前を電話で伝えても一度で聞き取ってもらなかったという体験をもっています。特に「シ」「チ」「リ」「ジ」が苦手だと感じていました。友人からも「あなたの発音は間違いじゃないけどちょっと……」というようなことを言われることがあったそうです。小学校の先生になりたいという夢があり，そのためできれば，苦手な音を出せるようになりたいという気持ちをゼミの先生に相談したところ，ST に会うことを勧められて相談に来られました。側音化構音が確認されましたので，構音訓練がスタートしました。側音化構音がどんな音なのか，どうすれば歪みが修正されるかについて，音声学的に説明しながら取り組みました。ST とは，音の出し方を練習して，適正音が維持されるようにゼミの先生が毎週のチェックに協力してくれました。練習を始めて3カ月ほど経った頃，単音節「チ」の練習中に，適正な産出をした千鶴さんに対して，「上手ですね」「いいですよ」と正しい音であることを伝えたときに，こんな会話がありました[1)]。

「本当に，こっちがきれいなチですか？ なんだか違って聞こえます」と言うので，

「どう違うんですか？」と尋ねると，

「自分が言っていたチは，もっと頬に風があたる感じです。そっちのほうが懐かしい」

T先生 これは，側音化構音を産出しているときの呼気の流れをご本人が自分のことばで語ってくれた貴重な発話です。エピソード2，3では，聞き手には×に聞こえる音を，自分では○に聞いている具体例でしたが，千鶴さんのこの発話は，逆に，聞き手には○に聞こえる音を，自分では×に聞いています。また，エピソード4は，聞き手に×自分では○の産出音を録音再生して聞くことで，×であったことに気づく例でしたが，千鶴さんは，聞き手に○，自分に×の産出音に対して録音再生した音を聞いて「こうして聞くと，言えてるんですね」と，○だったことに納得する場面もありました。

Aさん 自分の音声の録音を聞いて，「あれ違っていた！」と気づくケースは想像できましたが，千鶴さんのように，自分ではまだ違うように聞こえているのに録音音声によって，「あれ！ きれいに出ている！」と気づく場合もあるのですね。

T先生 はい，その両方があるようです。大学を卒業する前に，彼女から，今の構音を確認してほしいという依頼があり，再会したところ，会話でもすっかり改善していました。出し方そのものについての練習はもちろん大事ですが，出せるようになった音が維持されるように，ゼミの先生が，根気よく定期的につきあって下さったことが良好な改善につながったと思います。

エピソード6 ツバサくん 小学5年生

聞き手○×，本人○×が一致する過程で，構音方法について自己表現した例
「チは風を上に上げる」

ツバサくんは，サ行音の歪みと，側音化構音が確認されました。構音訓練を開始したところ，サ行音の歪みは「シ」以外は順調に改善しました。側音化構音の練習では，舌運動の偏りがなかなかコントロールできないことに苛立ち,「練習なんかしたくない，来たくなかった！」と怒り出す姿もありました。しかし，努力家でもあるツバサくんは，なんとか気持ちを切り替えながら練習に参加してくれました。ツバサ君は，他者産出語音に対する弁別は適正でした。自己産出語音に対しては，歪み音が多かったために，聞き取るのが難しい様子もみられました。たとえば,「シ」が「ヒ」に近い歪みになることに対しても,「ぼくは，どっちがどっちになるんだっけ？」と尋ねることもありました。

「チ」が「キ」に近い歪み音になっている練習で,「チ」を出すために軽くインターデンタルの構えを作り，摩擦音を出しつつ一旦歯で流れをとめて破裂音を出す定石のやり方が定着し始めたときのことです

「なんかねぇ……，風をね」と考えながら話し始めました。自分で指を口の前で上に上げるように動かし，インターデンタルの構えからの破擦音をだしてくれました。

STが，その説明と「チ」に必要な破擦音を出してくれたことに感心して，

「音声学の先生みたい。わかったの？」と聞くと頷きました。

「なんかね……。なんて言えばいいかな……。なんか」

とまた思案しながら，慎重に確かめるように破擦音を出して，

「なんか，風を上にあげる……」

T先生 子どもたちは，ふとした瞬間に，自分の構音についてその仕組みや方法を話してくれることがあります。ツバサくんのこのときがそうでした。呼気の流れを「風」にたとえ，出したい音とそれを実現するための構音運動の関係をなんとか表現しようとしてくれたのです。

側音化した「チ」の歪み音として聞き取られる音は，ツバサくんにとっては，聞き慣れている音です。そのため，その音を聞き手が×だと伝えても，本人には，○として知覚されるのも無理はありません。音声置換よりも歪み音を聞き分けるのは，より難しいようです。ツバサくんは，産出練習の過程でインターデンタルの構えから作る破擦音を，/ti/ の実現として対応づけたのだろうと想像します。この会話のときのツバサくんは，音の作り方を解説しながら自分が産出している音についても，納得している様子でした。このときのツバサくんの産出音は,「チ」として聞こえ，私も○，本人も○でした。

Aさん 私も担当している方たちから，こうした「自発的な解説」を聞くことがあります。貴重ですね。できるだけ書き留めておきます。

T先生 はい，ぜひそうしてください。私たちがそうやって発話エピソードを集めて持ち寄って考察することで，相手の方が必要としているサポートがみつかると思います。

Bさん ここまでお話し下さった6つのエピソードは，語音知覚に絞った観察の視点でしたが，そうなると難聴の子どもたちにはどのように配慮したらいいのですか？

T先生 難聴の子どもたちは,「語音知覚」そのものに制約を持っているため，どんな配慮が必要かということは重要なテーマです。難聴の子どもたちとの言語・コミュニケーション活動では，さまざまなサポートがトータルに提供されますので，詳細は別の機会にしっかり勉強する必要がありますが，ここでは，構音の話をスポット的に考えたいと思います。難聴の子どもたちへの構音訓練の場合，今までのエピソードで見てきたような聞き手の○×と本人の○×といった語音知覚がどうなるか考えてみましょう。
私が難聴幼児通園施設で仕事をしていた頃の経験ですが，子どもたちは構音訓練で取り組んでいる音の正誤について，私たちSTやご家族が伝える○×判断を手がかりにして学んでいることが多いと思います。子どもたちには，他者産出の音声も，自己産出の音声も，聞こえる人が聞いているようには，聞こえていません。音声模倣によって産出した音に対する，こちらからのフィードバックを受け止めながら，構音点や構音方法と結びつけていくようです。そして聴覚だけでなく，視覚や触覚もかなり活用して，たとえば,「カ」を出すには舌の奥の方を持ち上げて出すんだな，とか,「マ」と「バ」を区別するには鼻腔を響かせるかどうかを区別するんだな，というように学んでいきます。構音訓練では，目標音を出すために必要な構音運動とを結びつけていくことを丁寧に行います。そうした構音訓練ですが，単音節の音声模倣を求めるような練習だとしても，単にその音だけをまねしているのではなく，その音が音韻体系にどのように位置づけられているのか，気づきにつなげることが大事だと思います。意図的に，音素間の対立に気づいたり，音韻抽出などができるようなやりとりとなるような工夫が大切です。

Bさん 単に音声模倣をさせるのではなく，意味と結びつけることが大事ということですか？

T先生 そうです。音声模倣に取り組んだ音だけでは説明がつかないほど，語彙がひろがることがあります。最後に紹介するエピソードの主役は，聞き手の○×を手がかりに,「マ」と「バ」を区別しようとしていた高度感音性難聴がある女の子です。

エピソード7 ルリさん 小学1年生

聞き手○×を手がかりに鼻音：非鼻音を出し分けた例

ルリさんは，高度の感音性難聴のお子さんですが，同様の聴力レベルと補聴効果のある子どもたちと比べて，音声模倣の少なさが目立っていました。お母さんのお話では，幼児期は聞き取り練習も発音練習も苦手感が強く，口型と音との結びつきが成立せずに，口元を見ながら解読しようとする姿も少なかったそうです。そこでルリさんは，手話を主体とし，指文字や書きことばなどを取り入れた指導を受けていました。ルリさんの手話は上達し，指文字や書きことばの学習も少しずつ進んでいました。難しいとされてきた音声表出に，7歳を過ぎてから大きな変化が訪れました。

ルリさんの可能性をもう一度確認したいというお母さんと担任の先生のご希望で，構音類似運動検査を行ったときのことです。[m] に関連する構音類似運動としてハミングを促す項目のときに，ルリさんに鼻音／非鼻音の対立を意識してもらおうと，人差し指を鼻翼にあて，[mː] というハミングのような産出では指に振動が伝わり，[b] ではこの振動が伝わらないという対比を強調しました。このような触覚を用いるアプローチは基本的なものです。ルリさんは，この音声表出の検査項目に興味をもち，[ma] と [ba] の出し分けに応じようとしてくれました。そこで,「マ」の指文字を示しながら [mama] と2回続けて出せば，お母さんという意味になることも，手話表現も交えて伝えました。

この日，ルリさんは帰宅してから，お母さんに何度も呼びかけてお母さんが振り向くのを喜んでいたそうです。それまでの難聴児療育での体験や，学校で積み上げてきた指文字や文字や手話などのトータルな言語的活動が，関連づけられた時期にちょうどあたったのではないかと思います。

ルリさんは，構音訓練にやる気と興味をもって参加してくれました。指文字で目標音が[ma]であることを伝えながら，[ba]にならないように伝えました。そのために，鼻翼に当てた人差し指への振動は，[ba]では伝わらず，[ma]のときには伝わることを，絵や仕草などを交えながら対比させました。[m]を引き伸ばしながら後続母音[a]につなげて[ma]が産出できるよう促しても，結果は[ba]の音になることもしばしばありました。鼻翼に指をあてつつも[ba]となることに対して，それは違うと伝え，やり直しを促しました。そのとき，音声が鼻音であることをしっかりと伝えるために，人差し指を鼻翼にあてたのち，一旦，指を離して，縦にビリビリと波線を描く仕草をしてみせました。ルリさんはこのビリビリとする仕草がおかしかったのか，とても気に入ってくれました。こちらが誤りを指摘すると自分からこの仕草をして笑ったりしていました。鼻翼に指を当て，ハミング様の音声を出しながら，ゆるやかに両唇を開くことで[ma]の産出ができました。繰り返し産出を求めると，すぐに[ba]となるなど，まだ不安定な反応も多くみられましたが，時間いっぱい，楽しそうに笑いしながら，積極的に練習に取り組んでくれました。

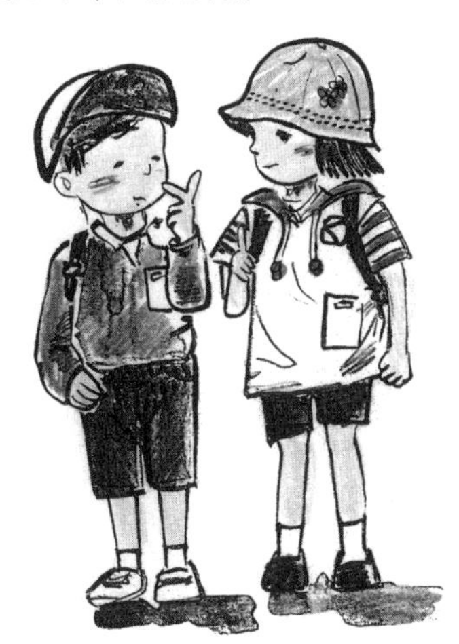

T先生 自分が出す音に対する聞き手の○×と本人の○×という語音知覚の判断基準については，一致していません。ルリさんは，こちらの○×を手がかりに，[ma]が出せたときと出せないときとを対比させていたと

思います。想像ですが，ルリさんにとって，[ba] ではなく [ma] を出す，という対立意識をもつことで，なにか音素体系に関連した閃きがあったのではないかと思います。[ba] ではなく [ma] を２回続けることで，有意味語の「ママ」になる，[baba] では「ママ」を意味しない，「ママ」を表現するためには，非鼻音ではなく鼻音でなければならない，そうした理解だったと推測します。

「指でビリビリする仕草」の有無で，響けば○，響かなければ×という弁別的な合図は，聴覚的な語音弁別の代用になりました。ルリさんが出そうとする [ma] の音が，実際には [ba] になってしまったとき，本人には○，聞き手には×というズレが生じるわけです。このズレを伝えるために，鼻腔を響かせるかどうかの手かがりを使いました。触覚も併用して，こちらからの判断を伝えることができました。ルリさんは，それを手がかりに，[ma] と [ba] の区別を意識化してくれました。音素 /m/ と音素 /b/ を対立させるために，鼻音か非鼻音かという運動企画から区別してくれたと思います。

Aさん 「ある音声を出そうとする」だけではなく，「弁別的に，他の音ではなくその音を出そうとする」，ということが大事なんですね。

T先生 ルリさん自身が，鼻腔共鳴をするかしないかという構音コントロールを意識化することで，目標音だけでなく，それによって弁別できる音があること，それは [ma] と [ba] の区別であるのと同様，鼻音/非鼻音の対立をもつ [na] と [da] にも適応されることなど音素体系に関わる気づきだったのではないかと思います。

Aさん 単なる [ma] という単音節の音声模倣ではないとＴ先生が強調される意味がわかるような気がします。

Bさん 難聴の子どもたちのように，音声知覚に制限がある中での音素体系の確立についてもっと考えたいです。

T先生 日本語を使いこなすのに必要な音素体系が確立するには，意味の異なりに関わる音素間の違いを識別する必要があります。音声言語は二重分節性という特徴をもち，第一次分節は形態素，第二次分節は音素という見方があります。

音素という単位は，一つひとつは何も意味をもちませんが，一定の配列によって意味をもちます。難聴児療育では，子どもたちの母語の音素体系の確立を促すために，音声言語以外にも，音韻意識と関わりが深い指文字，仮名文字などの記号を積極的に併用します。指文字や書きことばは視覚からのルート，音声言語は聴覚からのルートという大きな違いがありますが，両者の記号的側面をみると，二重分節性という重要な共通点があります。伝音性難聴よりもさらに感音性難聴では，周波数によっても聞こえ方が異なっている場合が多く，聞こえてくる音は歪んでいます。また，感音性難聴の場合，最小可聴閾値から最大可聴閾値の幅であるダイナミックレンジもかなり狭くなっています。

音声言語が記号として脳の言語学的な段階に届けられるはずの入り口で多くの音声的な情報がカットされます。ですが，音声以外の記号を使って記号の二重分節性を理解することはできる，このことが言語獲得にはとても重要だと思います[2]。ヘレン・ケラーさんとアン・サリバン先生のお話がご存じですか？

Bさん もちろんです。私は，ヘレン・ケラーさんの言語獲得が不思議で仕方がなかったので，手記[3]やサリバン先生の手紙[4]を読みました。ヘレン・ケラーさんの掌に綴られた，w-a-t-e-r というサリバン先生の指の形が，はっきりとした意味と繋がった瞬間の出来事が活き活きと描かれています。

T先生 サリバン先生が使用した指文字の一つひとつには，意味はありませんが，組み合わせによって意味を形成する，いわば二重分節性をもっていました。指の形そのものに何か意味があるのではなく，他の記号と差異という関係性の中で解読されていったのです。また同時にいくつもの記号を送り込むことはできず，時間軸に沿って一つひとつ記号を送り込むという点では，音声言語の線状性とよく似た性質ももっていました。ヘレン・ケラーさんは，その構造に気づき，一気に語が増加し，構文の獲得も進みました。インプットである末梢の聴覚器官の制約があっても，別の手段で記号が言語中枢に届いたのです。

Bさん その後，何カ国語も習得するのですよね。

T先生 ヘレン・ケラーさんの実話から，私たちは言語中枢の働き，とりわけ音素体系の確立について多くのことを想像させられます。触覚からの記号入力が，どうやって音素体系と結びついたのか，複数の個別言語に対応する音素体系はどうやって確立したのか。興味は尽きません。もっと別の機会に時間をかけて考察していきたいですね。

Bさん はい。ルリさんのお話からも，まだまだ学ぶところがあると思います。

T先生 構音訓練では，出会った方とのそれぞれの物語が生まれます。エピソードはそのワンシーンです。鷲平くん，鳩子さん，トキくん，千鶴さん，ツバサくん，ルリさん，それぞれのエピソードは，私が構音訓練について，視点を変えるきっかけとなった出来事ばかりです。聞いていただいてありがとうございます。臨床で出会ったエピソードは，書き留めたり見直したり，複数の仲間と解釈し合うことで，その意味に新たに気づくことがあります。

Aさん はい。私もエピソードを集めてみたいです。

Bさん 私も語音知覚について，丁寧に観察していきます。

T先生 私たちは構音訓練を担当していますからね。音声の観察だけでなく，語音知覚の観察も必要です。すっかり話し込みましたね。外に出てみましょう。

Bさん あら，T先生，夕日がきれいですね。それに鳥の声も聞こえます。

T先生 スズメやカラスはもちろん，ホオジロ，シジュウカラ，メジロ，ジョウビタキ，ツバメ，モズ，ヒヨ，ツグミ，たまに，ウソやカワセミも見かけますよ。ああ，それからアオバズクやフクロウも見たことがあります。

Bさん まあ！ そんなに？ それにしても，T先生は，鳥がお好きですね。

T先生 ここで暮らすと，たくさんの鳥の訪れを見ることができます。親鳥がヒナにエサを与えるとき，大きすぎたり多すぎたりするとヒナが食べられず，それをもどすそうです．これがフィードバックということばのもとなのだそうです．親鳥は，ヒナからのフィードバックを受けて，エサを加減するのでしょうね．鳥たちを見ていると，「思いこみをしていないかな…」と自分をふりかえることができます。自然の中で暮らせるのは幸せなことですね。音声学も音韻論も奥が深いですから，一緒に勉強したり議論していく仲間が必要です。遠方ですが，よかったらまた訪ねてきて下さい。

Aさん 渡り鳥みたいにぜひまた伺いたいです。T先生の「塞翁が馬」の話も聞き逃しましたので，次回はお聞きしたいです。

T先生 本当ですか？ 話し出すと長いですよ。

Bさん 長くてもかまいません。また連絡して伺います。すっかりお世話になりました。なんとか音声学や音韻論の入り口に立ったように思います。

T先生 お互いにまだまだ入り口ですからね。今回の記号の使い方の整理もたたき台なので，言語学の研究の方々からも，STの方々からも，ご意見をいただけたらと思っています。そうすることで対話がすすむことを願っています。では，お元気で。ごきげんよう。

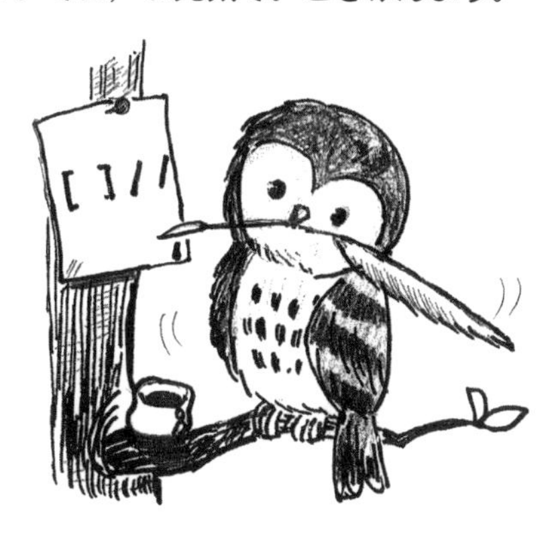

文献

1) 今村亜子：日本語音「キ」「$k^{j}i$」と「チ」「tçi」の語音知覚に関する評価の視点．九州大学言語学論集 35：397-412，2015.
2) 今村亜子：感音性難聴児の音声模倣の発現に関する事例考察．九州大学言語学論集 36：59-74，2016.
3) ヘレン・ケラー（小倉慶郎・訳）：奇跡の人 ヘレン・ケラー自伝．新潮文庫，2004.
4) アン・サリバン（遠山啓序，他・訳）：ヘレン・ケラーはどう教育されたか－サリバン先生の記録．明治図書，1973.

付録1　ミニマル・ペアを用意しよう

日本語音「キ」と「チ」は，構音の誤りが多いペアです。「キ」が「チ」に近い音になる人もいれば，「チ」が「キ」に近い音になる人もいます。音声置換している場合に限らず，歪み音となっている場合もあります。こうした間違いが起きやすい音のペアは，あらかじめミニマル・ペアのリストを作っておくと便利です。

[kʲi] と [tɕi] のミニマル・ペア

[ikʲi]（息） − [itɕi]（位置）

[makʲi]（薪） − [matɕi]（町）

[mikʲi]（幹） − [mitɕi]（未知）

[sekkʲi]（石器） − [settɕi]（設置）

[tokʲi]（時） − [totɕi]（土地）

例として挙げたミニマル・ペアは，幼児期，学童期の低学年には難しい語彙も含まれていますが，このように語頭，語中，語尾にそれぞれの音を含む語を用意して，単語レベル，句・短文レベルの教材作りに役立てましょう[1)]。

	語頭に /ti//ki/ を含む		語中，語尾に /ti//ki/ を含む	
	/ti/	/ki/	/ti/	/ki/
1モーラ	血	木		
2モーラ	地下	気化	位置	息
	千葉	牙	町	薪
3モーラ	知能	機能	内輪	浮き輪
	地中	気球	統治	冬期
4モーラ	ちりがみ	きりがみ	鉢物	履き物

付録2 非語を活用して課題をつくろう

ミニマル・ペアを語音知覚の課題に用いる場合，対象者の年齢や語彙力に応じてペアを用意する必要があるうえ，ペアの数が限られているため，得られる反応数が少ないという難点があります。そこで単語のなかにある調べたい音を間違いやすい音に置き換えた非語とのペアを用いるやり方について考えてみましょう[1,2]。以下に語頭，語中，語尾に「キ」と「チ」を含む単語を用いた課題の例を紹介します。「キリン」を「チリン」，「チカラ」を「キカラ」のように置換させた非語を聞かせたときに，適正かどうか判断してもらうことによって，語音知覚の傾向を知ることができます。いくつかの単語の絵を１枚のシートに描いたものを用意し，正しい音声と置換させた非語の音声をランダムに組み合わせて，検査者が読み上げ，本人には，「ある」か「ない」かについて答えてもらいます。「キリン」なら「ある」,「チリン」なら「ない」と答えてもらいます。キリンの絵があっても,「チリン」と聞こえたら「ない」と答えるルールをしっかり理解してもらいましょう。

「キ」と「チ」のペアで誤りがみられるケースへの対応として，まず目標音を語頭，語中，語尾に含む語を４語ずつ，６つのリストにします。ここで紹介する課題の単語数は24語ですが，決まっているわけではありません。それぞれのリストに対応した絵を1枚に記載したシートを作成します。

●「キ」と「チ」の例

リスト① 語頭に「キ」を含む語と「キ」を「チ」に置換させた非語

単語 No.	正		誤	
1	キリン	[kʲiɾiɴ]	チリン	[tɕiɾiɴ]
2	キノコ	[kʲinoko]	チノコ	[tɕinoko]
3	キツネ	[kʲitsɯne]	チツネ	[tɕitsɯne]
4	キモノ	[kʲimono]	チモノ	[tɕimono]

リスト② 語頭に「チ」を含む語と「チ」を「キ」に置換させた非語

単語 No.	正		誤	
5	チカラ	[tɕikaɾa]	キカラ	[kʲikaɾa]
6	チクワ	[tɕikɯwa]	キクワ	[kʲikɯwa]
7	チカテツ	[tɕikatetsɯ]	キカテツ	[kʲikatetsɯ]
8	チンパンジー	[tɕimpanʲdʑiː]	キンパンジー	[kʲimpanʲdʑiː]

リスト③ 語中に「キ」を含む語と「キ」を「チ」に置換させた非語

単語 No.	正		誤	
9	カキネ	[kakʲine]	カチネ	[katɕine]
10	タキビ	[takʲibi]	タチビ	[tatɕibi]
11	ヤキイモ	[jakʲiimo]	ヤチイモ	[jatɕiimo]
12	カマキリ	[kamakʲiɾi]	カマチリ	[kamatɕiɾi]

リスト④ 語中に「チ」を含む語と「チ」を「キ」に置換させた非語

単語 No.	正		誤	
13	イチゴ	[itɕigo]	イキゴ	[ikʲigo]
14	ヘチマ	[hetɕima]	ヘキマ	[hekʲima]
15	クチバシ	[kɯtɕibaɕi]	クキバシ	[kɯkʲibaɕi]
16	ハチミツ	[hatɕimitsɯ]	ハキミツ	[hakʲimitsɯ]

リスト⑤　語尾に「キ」を含む語と「キ」を「チ」に置換させた非語

単語 No.	正		誤	
17	タヌキ	[tanɯkʲi]	タヌチ	[tanɯtɕi]
18	ススキ	[sɯsɯkʲi]	ススチ	[sɯsɯtɕi]
19	ツミキ	[tsɯmikʲi]	ツミチ	[tsɯmitɕi]
20	ツナヒキ	[tsɯnaçikʲi]	ツナヒチ	[tsɯnaçitɕi]

リスト⑥　語尾に「チ」を含む語と「チ」を「キ」に置換させた非語

単語 No.	正		誤	
21	サカダチ	[sakadatɕi]	サカダキ	[sakadakʲi]
22	シリモチ	[ɕiɾimotɕi]	シリモキ	[ɕiɾimokʲi]
23	トモダチ	[tomodatɕi]	トモダキ	[tomodakʲi]
24	ハンカチ	[haŋkatɕi]	ハンカキ	[haŋkakʲi]

●リストの単語を絵で配置したシートの例（大きさは，1 枚 B5 サイズ～A4 サイズくらい）

リスト①（キリン，キノコ，キツネ，キモノ）

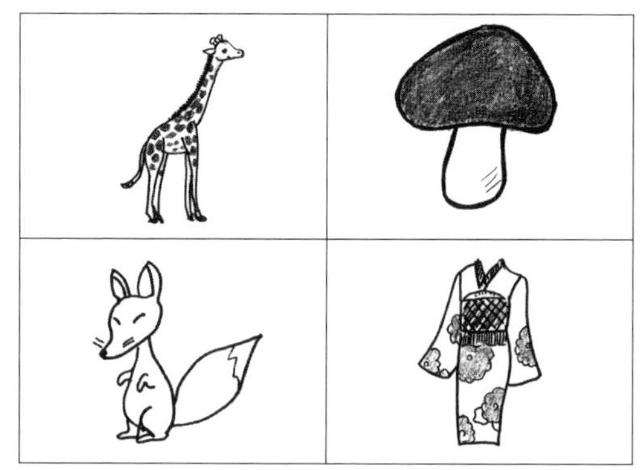

●評価の仕方

リスト①のシートを見せながら，リスト①の単語と非語を読み上げます。適正音の場合は○，音が置き換わっている場合は非語として×という正誤判断が正答です。被験者が「ある」と答えたら○,「ない」と答えたら×として正誤判断を記録し，正答をチェックします。

●評価用紙の例　適正音の単語と，置換させた非語をランダムに配置

リスト①

単語 No.	呈示する音声	正誤判断(正答)	被験者の正誤判断	正答チェック
3	チツネ	×		
2	チノコ	×		
1	キリン	○		
3	キツネ	○		
4	キモノ	○		
4	チモノ	×		
2	キノコ	○		
1	チリン	×		

このような課題で，他者産出語音に対する語音知覚について傾向を知ることができます。「キ」と「チ」のペアの課題づくりを紹介しましたが,「シ」と「チ」,「ス」と「チュ」,「ラ」と「ダ」など，受け持ちのケースに応じて作成してください。

付録3　語末音節抽出課題の作り方

小児の構音発達過程では，ある音節と別の音節が，音声レベルで出し分けられず，音声置換のように観察されることがあります。音素レベルでの区別ができているのか確かめたいときに，語末音節の抽出が正しくできるかどうかを観察してみましょう。

語末音節の抽出ができるのは，音韻意識の発達が進み，しりとりができるようになる4歳以降です。たとえば「キ」が「チ」に置換しているように聞こえるケースに対して，しりとりのルールを利用して，単語を想起して答えてもらいます。それによって「キ」と「チ」を適切に区別しているかを観察することができます。

教示方法：「しりとりを知っていますか？ しりとりでは，リンゴ→ゴリラ→ラッパと続けます。今から単語を言いますから，最後の音で始まることばを答えてください。全部で6語行います。しりとりは「ン」がついたら負けですが，ここでは最後に「ン」がつくことばもいいですよ」（内容が伝われば，文言は自由です）

練習：「『ラッパ』，続けて下さい」（子どもが「パンダ」や「パン」など答えられるかどうかの反応をみる）

課題：次のリストのように語末に「キ」か「チ」の音節をもつ単語を呈示し，その音を語頭にもつ語を答えてもらいます。子どもの回答を記録用紙に音声記号で書きます。もともと，音声置換などがみられるケースに対する課題のため，多くは，構音の誤りが観察されるはずです。

提示語：語末音節が「キ」アキ，カキ，タヌキ
　　　　語末音節が「チ」ミチ，ハンカチ，ミツバチ

評価：「ミチ」に対して「チクワ」など，「アキ」に対して「キツネ」な

どの語を続けた場合を正答とします。「ミチ」に対して「キクワ」のように，構音の誤りがあっても抽出が正しく出来ているかをみることが大切です。

（記録の例）

	提示語	反応（音声記号）	抽出○×	構音○×
1	ミチ			
2	アキ			
3	カキ			
4	ハンカチ			
5	ミツバチ			
6	タヌキ			

付録4 自己産出音声に対する他者と自分の語音知覚の一致を確かめる課題の作り方

他者には音声レベルの区別がないように聞こえている2つの音節，たとえば，「キ」と「チ」のどちらも「チ」のように聞こえるような構音をしている場合に，自分自身が産出している音声に対する正誤判断が適正かどうかを確かめる課題です。連続音節レベルでの適切な出し分けを行おうとしたときの，「自己産出音声に対する正誤判断」と「他者が聞いたときの正誤判断」が一致しているかどうかを確かめる課題を作ってみましょう。ここでは，「キ」と「チ」の例について紹介します。

まず，連続音節レベルの段階で練習に用いるような無意味語のペアを作ります。ここでは「まちまち」−「まきまき」のペアを例にします。あらかじめランダムに並べたリストを用意し，本人に読み上げてもらいます。後で，再生音声を聞きながら正誤判断を行うため，「1番まちまち，2番まきまき，」のように何番目かも読んでもらいます。

リスト

1番まちまち　2番まきまき　3番まちまち　4番まちまち　5番まきまき
6番まきまき　7番まちまち　8番まちまち　9番まきまき　10番まきまき

評価用紙を2枚用意して，保護者（あるいは身近な他者）とSTなど構音訓練担当者が，それぞれ子どもの読み上げる音声を聞いて，「まちまち」と「まきまき」のどちらに聞こえたかをチェックします。

評価用紙　2枚

1	まちまち	まきまき
2	まちまち	まきまき
3	まちまち	まきまき
4	まちまち	まきまき
5	まちまち	まきまき
6	まちまち	まきまき
7	まちまち	まきまき
8	まちまち	まきまき
9	まちまち	まきまき
10	まちまち	まきまき

記入例は，以下の通りです。

他者の聞き取り（保護者用）

1	**まちまち**	まきまき
2	**まちまち**	まきまき
3	**まちまち**	まきまき
4	**まちまち**	まきまき
5	まちまち	**まきまき**
6	まちまち	**まきまき**
7	**まちまち**	まきまき
8	**まちまち**	まきまき
9	**まちまち**	まきまき
10	**まちまち**	まきまき

他者の聞き取り（ST 用）

1	**まちまち**	まきまき
2	**まちまち**	まきまき
3	**まちまち**	まきまき
4	**まちまち**	まきまき
5	まちまち	**まきまき**
6	**まちまち**	まきまき
7	**まちまち**	まきまき
8	**まちまち**	まきまき
9	**まちまち**	まきまき
10	**まちまち**	まきまき

採点：リストをもとに，採点します。リストを用いた場合，本人は，1，3，4，7，8番を「まちまち」と読み上げ，2，5，6，9，10番を「まきまき」と読み上げているはずです。

リスト通りに読み上げられた場合

1	**まちまち**	まきまき
2	まちまち	**まきまき**
3	**まちまち**	まきまき
4	**まちまち**	まきまき
5	まちまち	**まきまき**
6	まちまち	**まきまき**
7	**まちまち**	まきまき
8	**まちまち**	まきまき
9	まちまち	**まきまき**
10	まちまち	**まきまき**

ところが上記の結果をみると，他者が「まきまき」と聞き取ったのは，保護者の場合は5番だけで，STは5，6番の2つでした。つまり，本人が出したつもりの音が他者には別の音に聞き取られることがあるということを示しています。

このようなズレがなぜ起きるのかを確かめるために，3人で聞き直します。そして，「まきまき」のつもりで産生した音が「まちまち」に聞きとられていたときの自己産出音声についてもよく聞いてもらい，どちらに聞こえたか丁寧に確認します。

こうした課題に用いる連続音節のペアは，子どもの段階に応じて，「あち－あき」のように短いペアや，「きちきち－ちきちき」「つちつち－つきつき」など，間違いがより起こりやすいペアを用意して，リストと評価用紙を作ります。

文献

1) 今村亜子：硬口蓋方向への調音点の移動に関する考察－[kʲi] と [tɕi] の音声置換の事例より－．語学教育フォーラム 16：391-404，2008.
2) 今村亜子：日本語音「キ」[kʲi] と「チ」[tɕi] の語音知覚に関する調査．九州大学言語学論集 32：215-228，2011.

付録

索　引

〈あ行〉
異音　11，29，30
異音表記　19，20
異音変異　30
異化　67
異常構音　34
インターデンタル（歯間）の構え　49，50，54，81，113，114
咽頭破裂音　34
咽頭摩擦音　34
韻律　16，27
エレクトロパラトグラフィ　39
オーラル・ディアドコキネシス　42
音位転換　66
音韻記号　19，20
音韻修復　41
音韻体系　91
音韻発達　61
音声記号　18
音声置換　14，51，70
音声的類似性　31
音節　27
音節構造　44
音素　119
音素体系　11，50，93，118，119，120
音素対立　50
音素論　26

〈か行〉
外的モニタリング　96，98
開鼻声　33，39，40
開鼻声値（nasalance score）　40
拡張 IPA　18
簡略音声記号　20
簡略音声表記　20，21
簡略表記　37
簡略表記法　19
基本母音　21
逆行同化　67
共鳴　31，32，33
共鳴の異常　39
形態素　69，119
系統的構音訓練　54，84，85，86，90
構音　31，33
構音検査　10
構音点　32
構音様式　32
口蓋化　37
口蓋化構音　34，37，64
口腔内圧　40
硬口蓋化　38，57
語音知覚　93，120
国際音声学会　18
国際音声記号（IPA）　18，19，21，22，23，36，39，136
語末音節抽出課題　128

〈さ行〉
囁き声　40
自己産出音声　130
舌出し母音　60
自由異音　29，30

シュワー　60
順行同化　67
条件異音　29，30
省略　70，74
スポットの位置　62
声帯振動開始時間 VOT（Voice onset time）　42
精密表記　18，36
声門破裂音　34，35
舌小帯　62
線状性　119
相補分布　30，31
側音化構音　34，37
側面音　37

〈た行〉

帯気音　→有気音 の項を参照
体系的異音表記　19
単音族　19
調音　31
調音点　32
調音様式　32
聴覚音声学　16
同化　67

〈な行〉

内的モニタリング　96，98，99，103，109
ナゾメーター　40
軟口蓋化　38
二重構音　35
二重調音　35，36
二重分節性　118，119

〈は行〉

拍　→モーラ の項を参照
発声　31，33
ハミング　60
鼻咽腔構音　34
鼻咽腔閉鎖機能　34，39
鼻咽腔閉鎖機能不全　32，33
鼻音　39，40
鼻音化　39，40
非語　124
歪み　38
歪み音　26，33，34，62
表音記号　25
フィードバック　115，121
プロソディー　44
閉鼻声　40
弁別素性　16，44

〈ま行〉

ミニマル・ペア　30，51，123
モーラ（拍）　25，27
モーラ音素　27

〈や行〉

有気音（帯気音）　36
指文字　119
拗音　28，29
拗子音　29

〈ら行〉

離散的単位　13

IPA（国際音声記号） 2015年改訂版

子　音（肺気流音）

	両唇音	唇歯音	歯　音	歯茎音	後部歯茎音	そり舌音	硬口蓋音	軟口蓋音	口蓋垂音	咽頭音	声門音
破裂音	p b			t d		ʈ ɖ	c ɟ	k ɡ	q ɢ		ʔ
鼻　音	m	ɱ		n		ɳ	ɲ	ŋ	ɴ		
ふるえ音	ʙ			r					ʀ		
はじき音		ⱱ		ɾ		ɽ					
摩擦音	ɸ β	f v	θ ð	s z	ʃ ʒ	ʂ ʐ	ç ʝ	x ɣ	χ ʁ	ħ ʕ	h ɦ
側面摩擦音				ɬ ɮ							
接近音		ʋ		ɹ		ɻ	j	ɰ			
側面接近音				l		ɭ	ʎ	ʟ			

マス目の右側の記号は有声音，左側は無声音，網かけは調音不可能と判断される部分。

子　音（非肺気流音）

吸着音	有声入破音	放出音
ʘ 両唇	ɓ 両唇	ʼ 例：
ǀ 歯	ɗ 歯(茎)	pʼ 両唇
ǃ (後部)歯茎	ʄ 硬口蓋	tʼ 歯(茎)
ǂ 硬口蓋歯茎	ɠ 軟口蓋	kʼ 軟口蓋
ǁ 歯茎側面	ʛ 口蓋垂	sʼ 歯茎摩擦

母　音

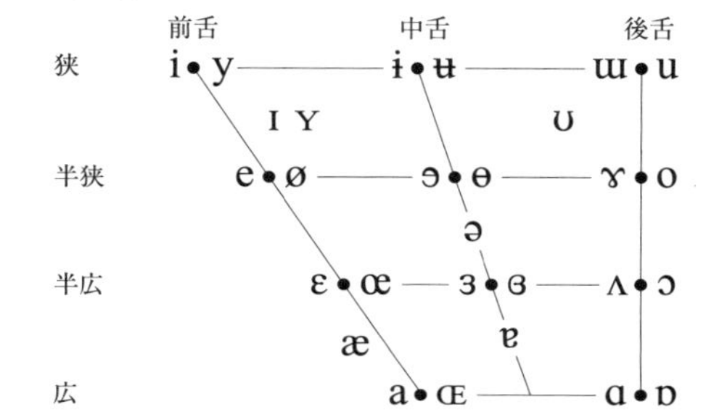

対で表示されている記号は，右側が円唇を示す。

その他の記号

ʍ 無声両唇軟口蓋摩擦音
w 有声両唇軟口蓋接近音
ɥ 有声両唇硬口蓋接近音
ʜ 無声喉頭蓋摩擦音
ʢ 有声喉頭蓋摩擦音
ʡ 喉頭蓋破裂音

ɕ ʑ 歯茎硬口蓋摩擦音
ɺ 歯茎側面はじき音
ɧ ʃ と x の同時調音

破擦音と二重調音は，必要があれば２つの記号をタイで結んで表すことができる。 t͜s k͡p

補助記号

下に線が伸びる記号では，補助記号をその上につけてもよい。例：ŋ̊

̥ 無声の	n̥ d̥	̤ 息もれ声の	b̤ a̤	̪ 歯音の	t̪ d̪
̬ 有声の	s̬ t̬	̰ きしみ声の	b̰ a̰	̺ 舌尖で調音する	t̺ d̺
ʰ 帯気音化した	tʰ dʰ	̼ 舌唇の	t̼ d̼	̻ 舌端で調音する	t̻ d̻
̹ より丸めの強い	ɔ̹	ʷ 唇音化した	tʷ dʷ	̃ 鼻音化した	ẽ
̜ より丸めの弱い	ɔ̜	ʲ 硬口蓋化した	tʲ dʲ	ⁿ 鼻腔開放の	dⁿ
̟ 前寄りの	u̟	ˠ 軟口蓋化した	tˠ dˠ	ˡ 側面開放の	dˡ
̠ 後ろ寄りの	e̠	ˤ 咽頭化した	tˤ dˤ	̚ 開放のない	d̚
̈ 中舌寄りの	ë	̴ 軟口蓋化あるいは咽頭化した ɫ			
̽ 中央寄りの	e̽	̝ より狭い	e̝ （ɹ̝ ＝有声歯茎摩擦音）		
̩ 音節主音の	n̩	̞ より広い	e̞ （β̞ ＝有声歯茎接近音）		
̯ 音節副音の	e̯	̘ 舌根が前に出された	e̘		
˞ r 音色の	ɚ a˞	̙ 舌根が後ろに引かれた	e̙		

超分節音

ˈ 第１ストレス
ˌ 第２ストレス　ˌfoʊnəˈtɪʃən
ː 長い　eː
ˑ 半長　eˑ
̆ 特に短い　ĕ
| 小さな（フット）グループ
‖ 大きな（イントネーション）グループ
. 音節境界　ɹi.ækt
‿ 切れ目のない

トーンとアクセント

平ら		曲線	
e̋ または ˥	超高平ら	ě または ˩˥	上がり
é ˦	高平ら	ê ˥˩	下がり
ē ˧	中平ら	e᷄ ˦˥	高上がり
è ˨	低平ら	e᷅ ˩˨	低上がり
ȅ ˩	超低平ら	e᷈ ˧˦˧	上がり下がり
ꜜ	ダウンステップ	↗	全体的上昇
ꜛ	アップステップ	↘	全体的下降

著者略歴

今村 亜子（いまむら・あこ，言語聴覚士）

1988 年　国立身体障害者リハビリテーションセンター 学院 修了
2006 年　九州大学大学院 人文科学府博士課程 修了（文学博士）
別府整肢園（現・別府発達医療センター），福岡市立心身障害福祉センターを経て，現在は，教育機関，療育施設でのことばの相談・指導や，言語聴覚士養成校，大学での講義を担当。
2011 年には，特定非営利活動法人ことばとリレーションシップの会（ことり）を設立し，言語聴覚障害がある方々やご家族のサポートおよび地域とのつながりを促進する事業に取り組んでいる。

構音訓練に役立つ
音声表記・音素表記 記号の使い方ハンドブック

2016 年 6 月 20 日　第 1 刷発行 ©
2021 年 6 月 10 日　第 3 刷発行

著　　者　今村 亜子

発 行 者　中村 三夫

発 行 所　株式会社 協同医書出版社
東京都文京区本郷 3-21-10　〒113-0033
電話(03)3818-2361　ファックス(03)3818-2368
URL　http://www.kyodo-isho.co.jp

印刷・製本　横山印刷株式会社

ISBN 978-4-7639-3051-4　　定価はカバーに表示してあります